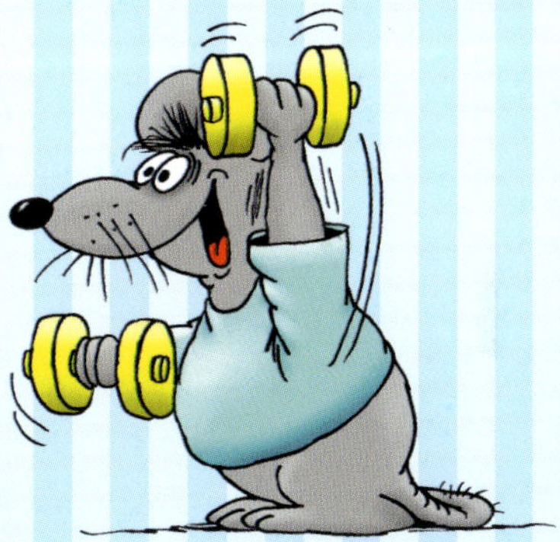

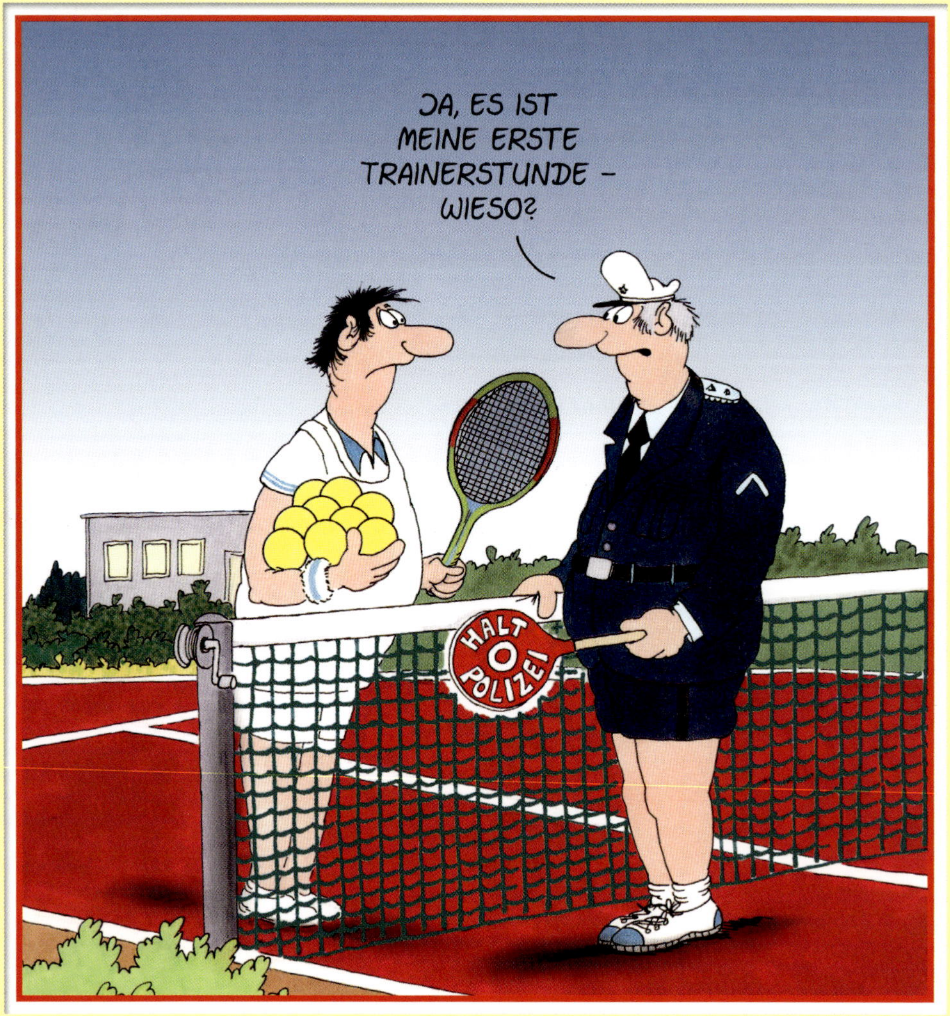
JA, ES IST MEINE ERSTE TRAINERSTUNDE – WIESO?
HALT POLIZEI

Uli Stein

Fitness

Für:

VIEL SPASS!

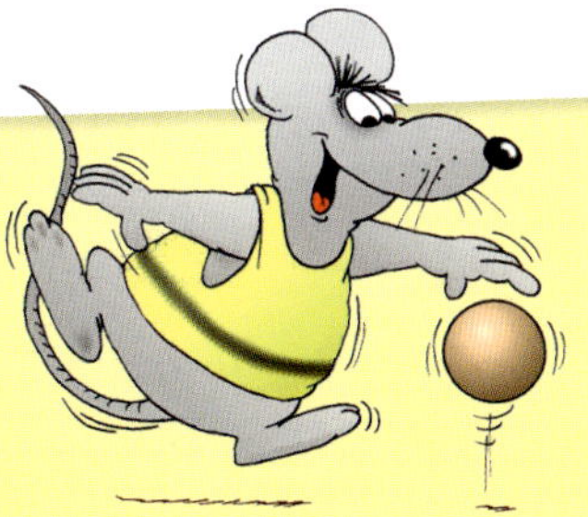

Joggen ...

... ist gesund, aber nicht jeder hat einen Stadtpark vor der Tür, und das Pflastertreten ist das Wahre für die Füße nicht. Dank **Dr. Schwalms Komfort-Laufschuh** *und der Kunstrasenlauffläche wird das Joggen auf jeder Schnellstraße wieder zum echten Lauferlebnis.*

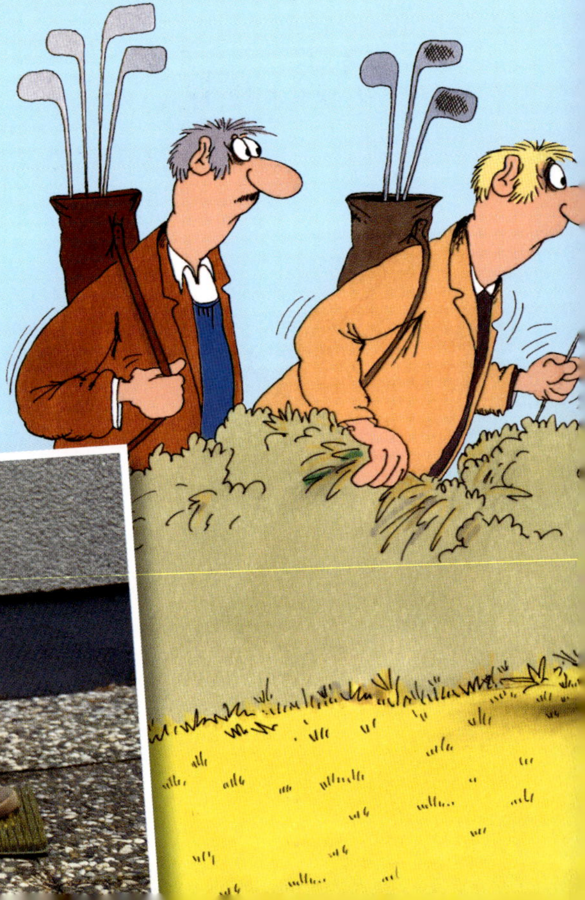

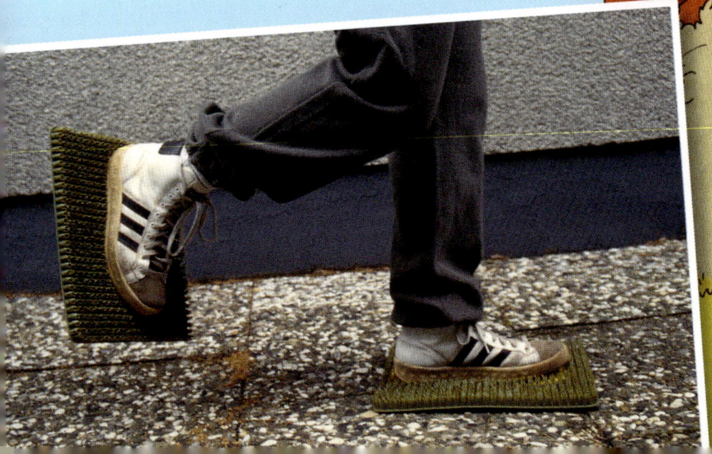

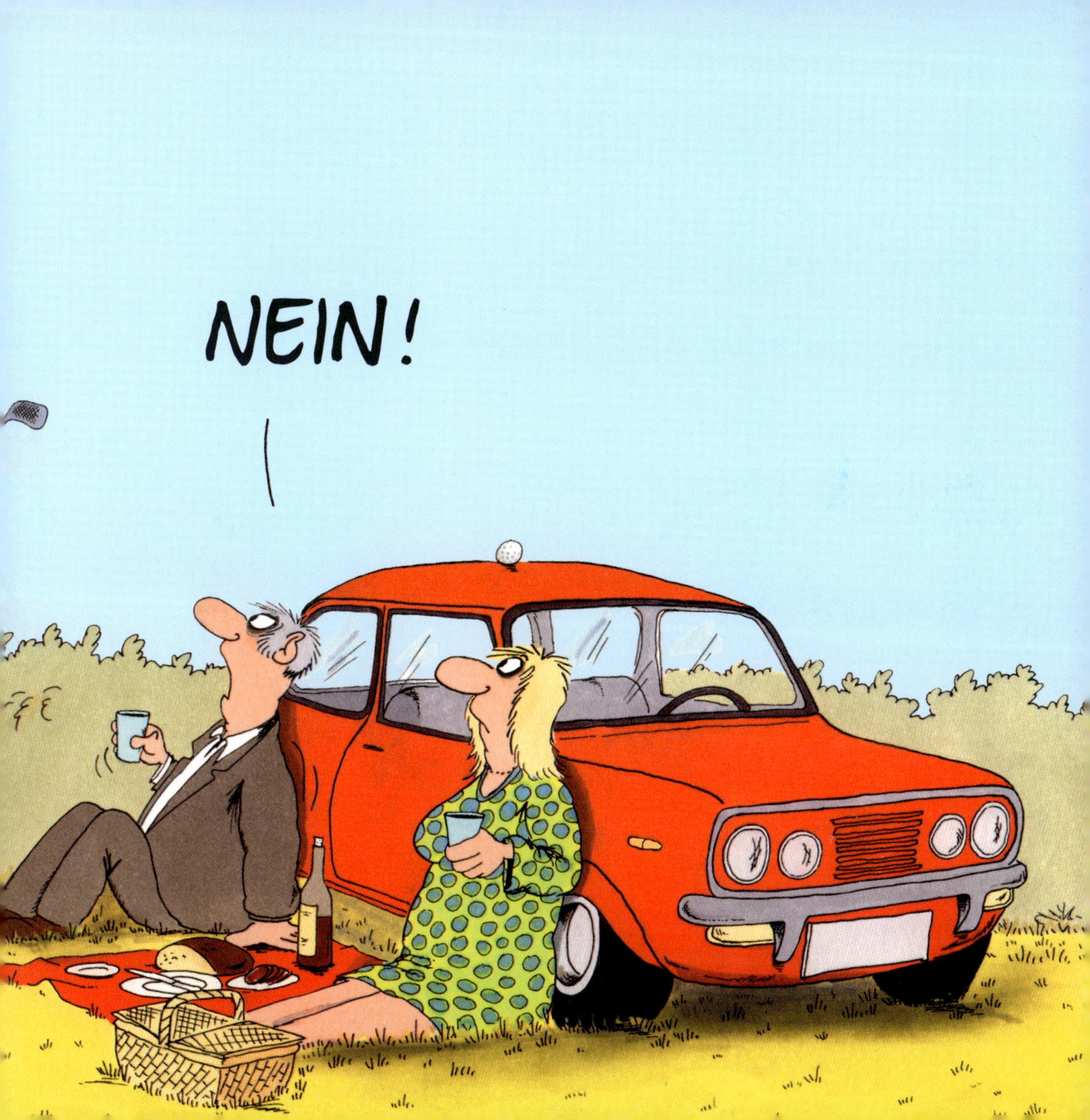
NEIN!

Eiskunstläufer erkennt man meist daran, dass sie gleich mit der Kür ins Haus fallen!

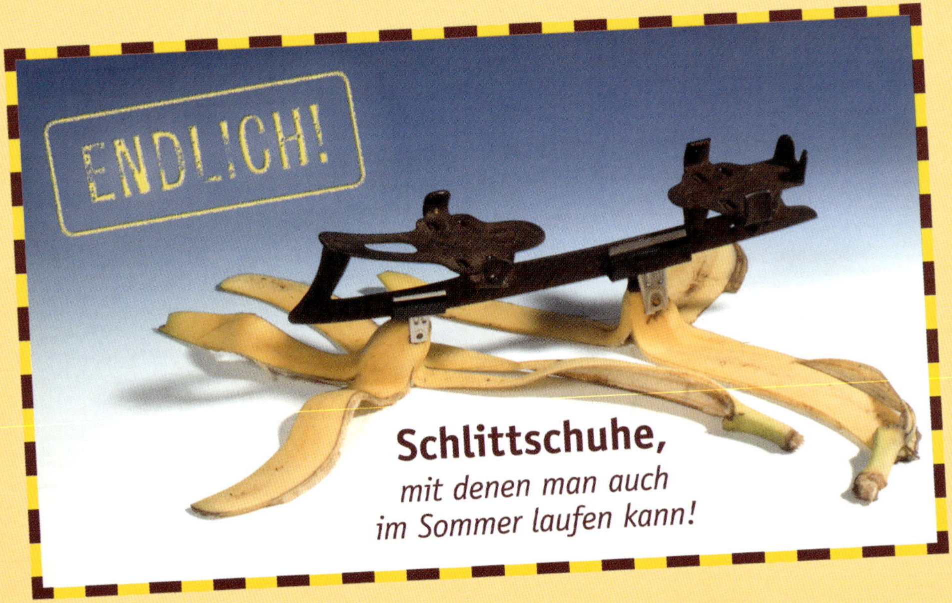

Schlittschuhe,
mit denen man auch im Sommer laufen kann!

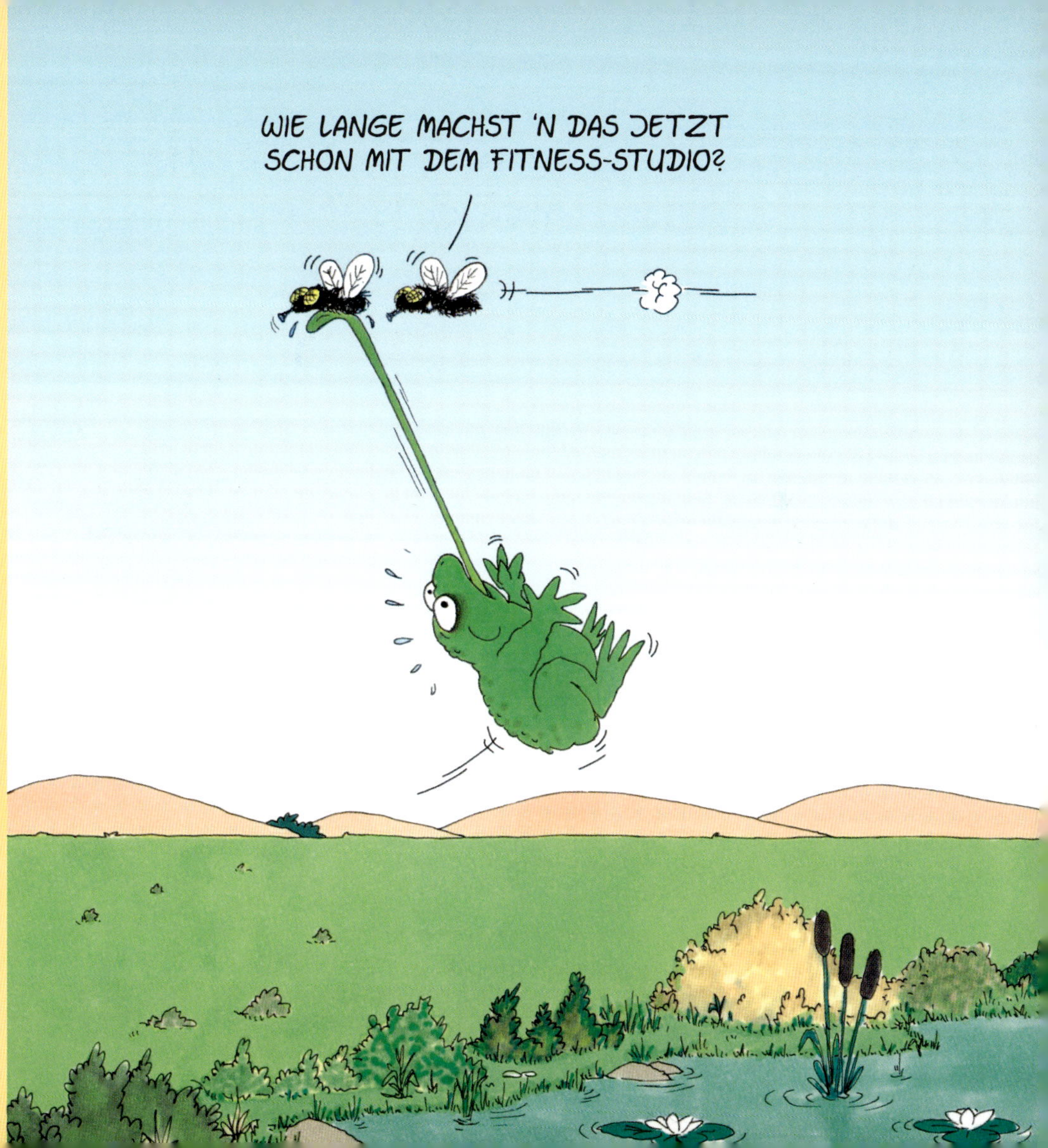
WIE LANGE MACHST 'N DAS JETZT SCHON MIT DEM FITNESS-STUDIO?

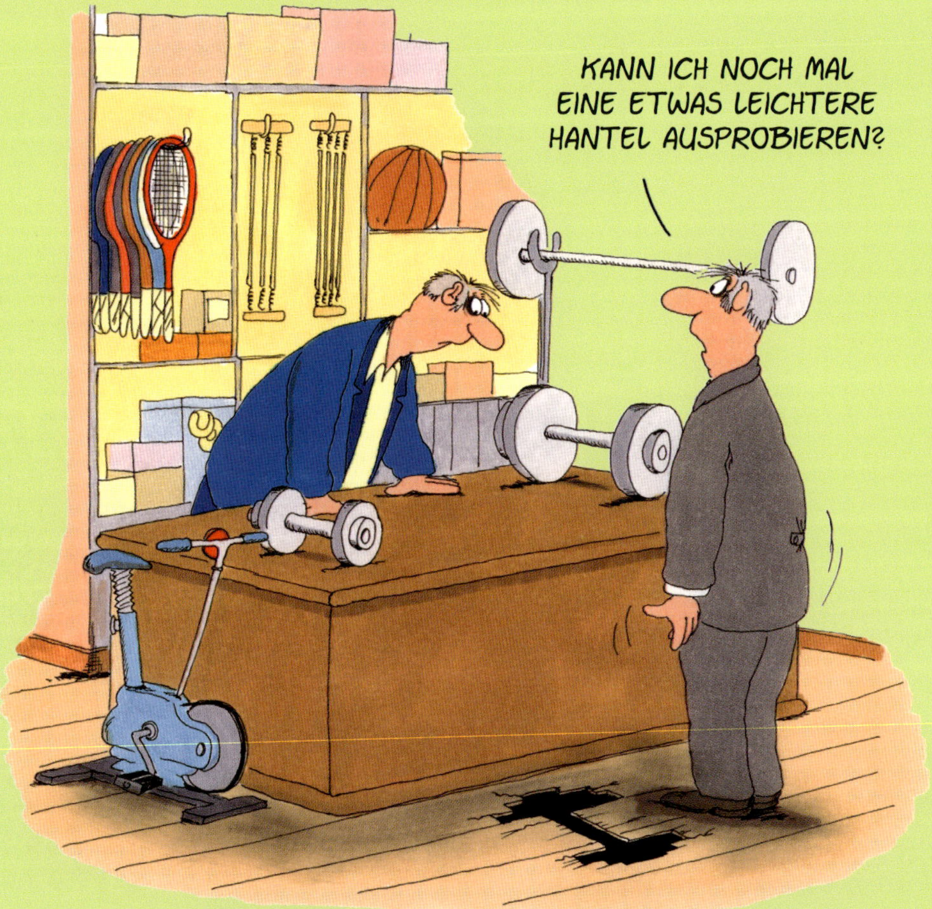
KANN ICH NOCH MAL
EINE ETWAS LEICHTERE
HANTEL AUSPROBIEREN?

Je dauer der Lauf, desto Muskel der Kater

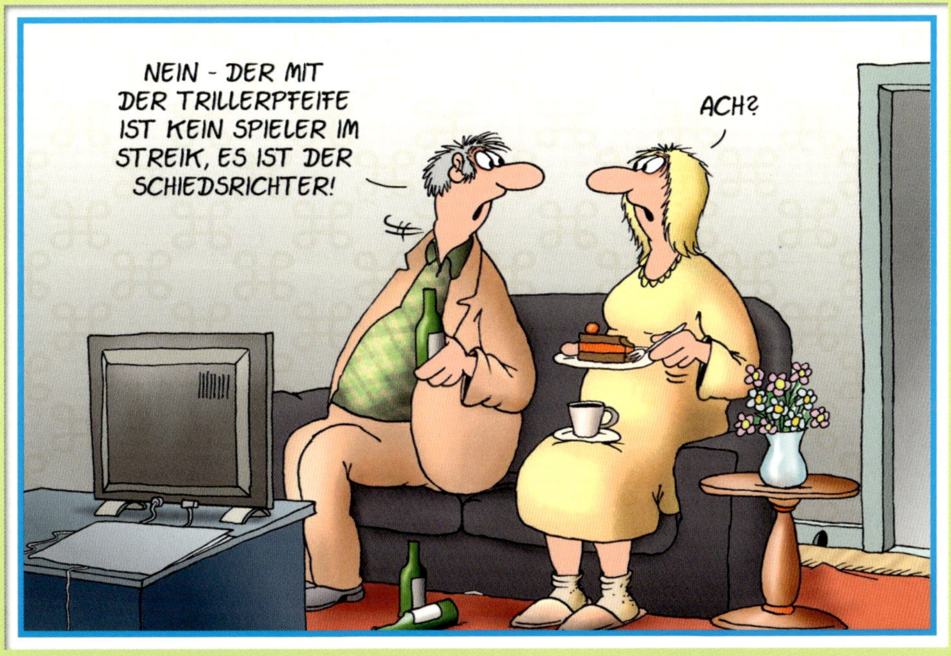
NEIN - DER MIT DER TRILLERPFEIFE IST KEIN SPIELER IM STREIK, ES IST DER SCHIEDSRICHTER!
ACH?

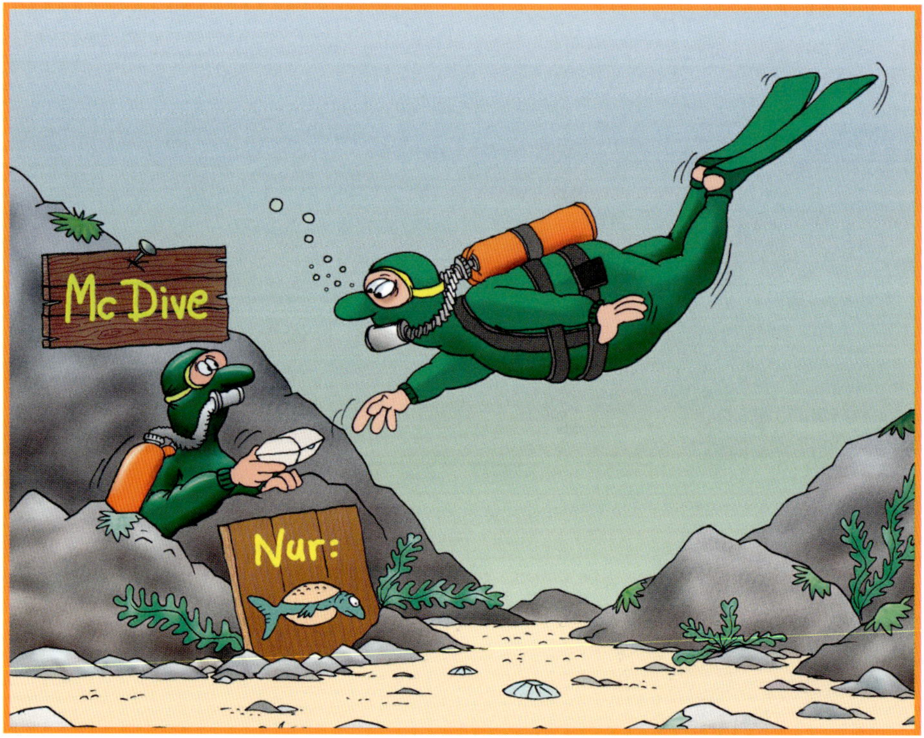
Mc Dive
Nur:

Fitnesstraining und Hausarbeit ...

... zum Beispiel mit einem **„Expanderbügeleisen“** *...*

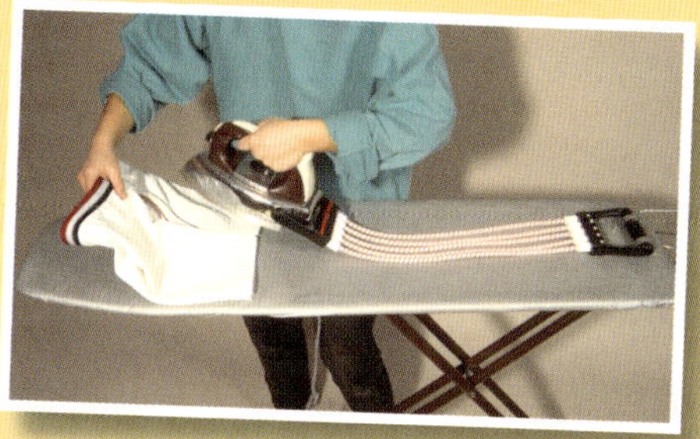

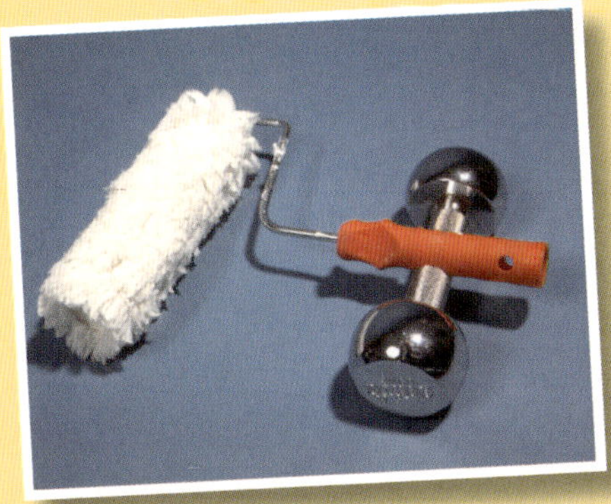

... oder beim Tapezieren mit einer **„Hantelrolle“** *...*

... bei der Fußbodenpflege mit einem **„Schrubbersprungseil“** *...*

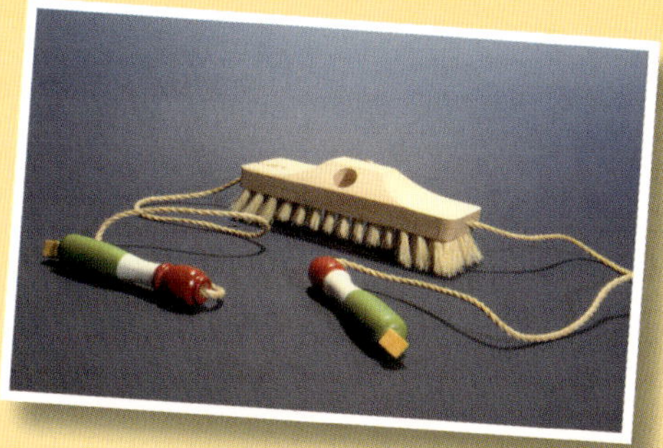

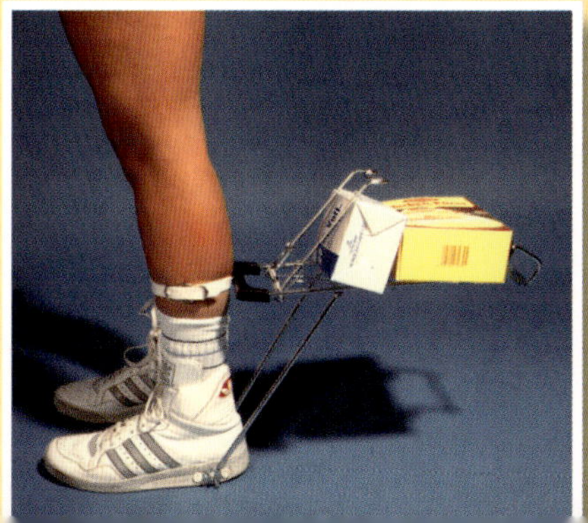

... oder beim Einkauf mit der für Jogger unerlässlichen Transportstütze **„Shopping Plus“**.

(Alle Artikel nur im Sportfachhandel erhältlich. Modell- und Farbänderungen vorbehalten.)

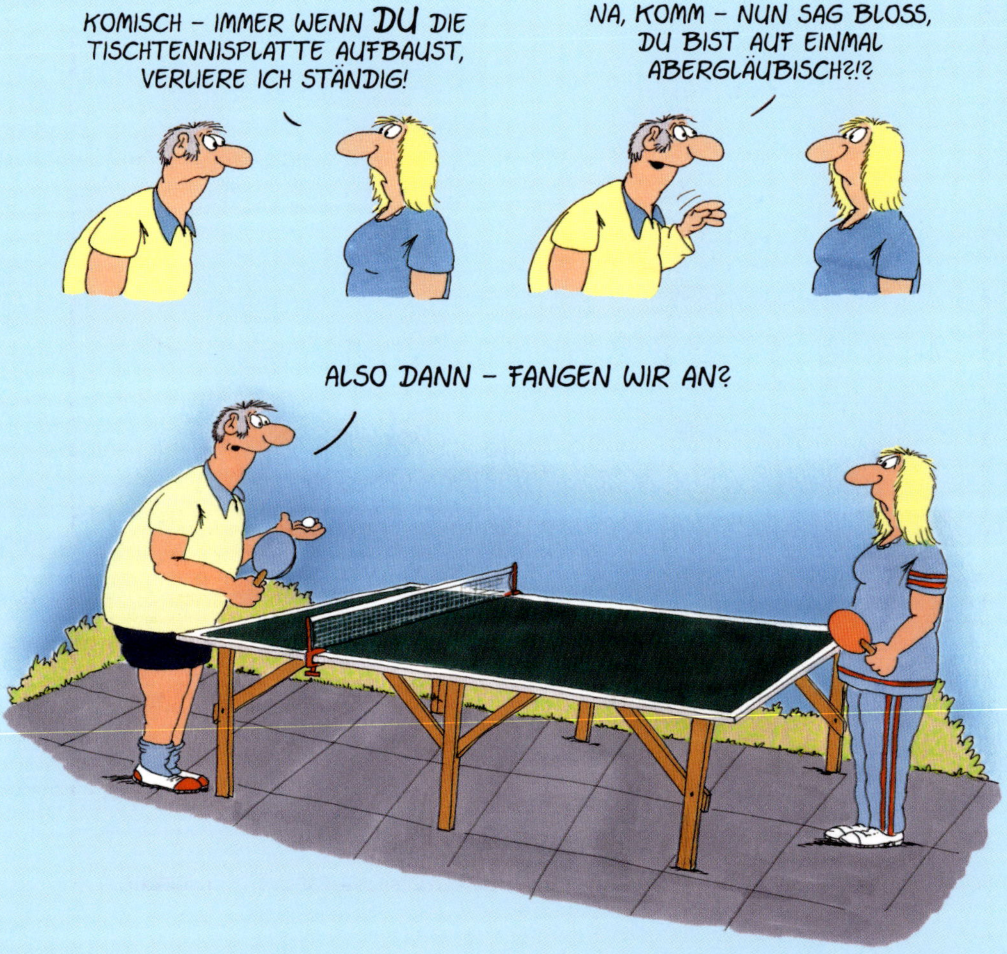
KOMISCH – IMMER WENN DU DIE TISCHTENNISPLATTE AUFBAUST, VERLIERE ICH STÄNDIG!
NA, KOMM – NUN SAG BLOSS, DU BIST AUF EINMAL ABERGLÄUBISCH?!?
ALSO DANN – FANGEN WIR AN?

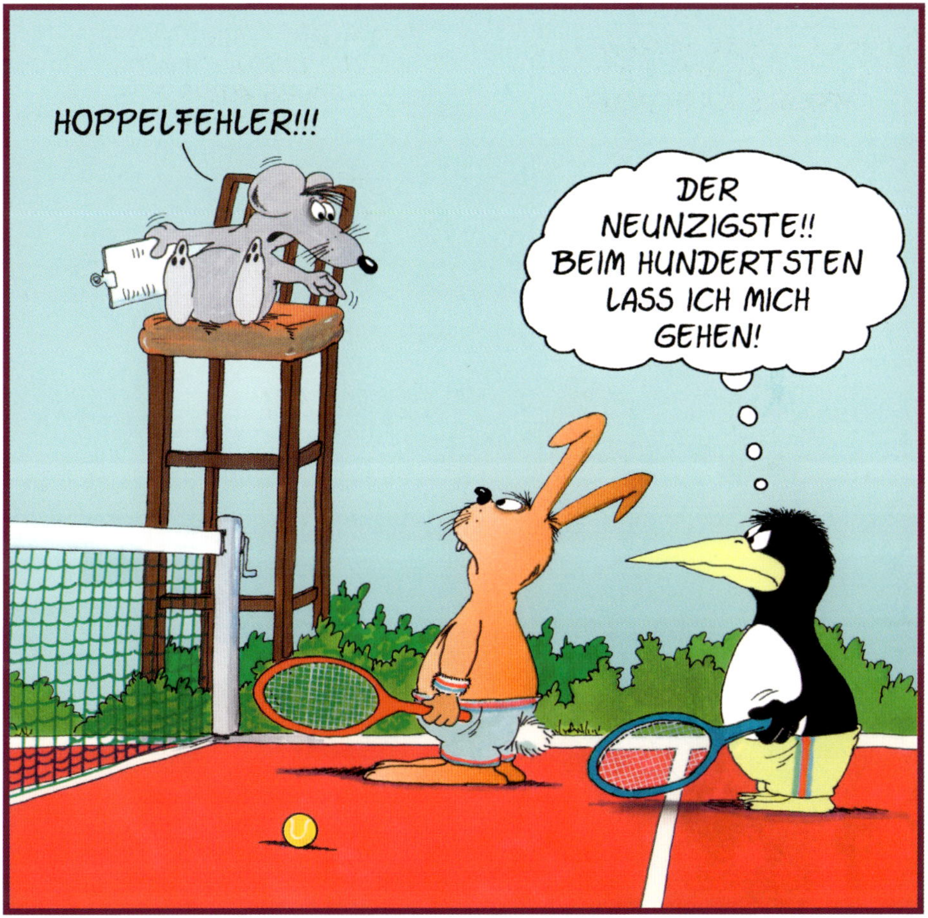
HOPPELFEHLER!!!
DER NEUNZIGSTE!! BEIM HUNDERTSTEN LASS ICH MICH GEHEN!

Wussten Sie schon ...

... dass sich Gewichtheber mit „Drückauf!", Boxer mit „Hau do you do?" und Schiedsrichter mit „Pfiff Ahoi!" grüssen?

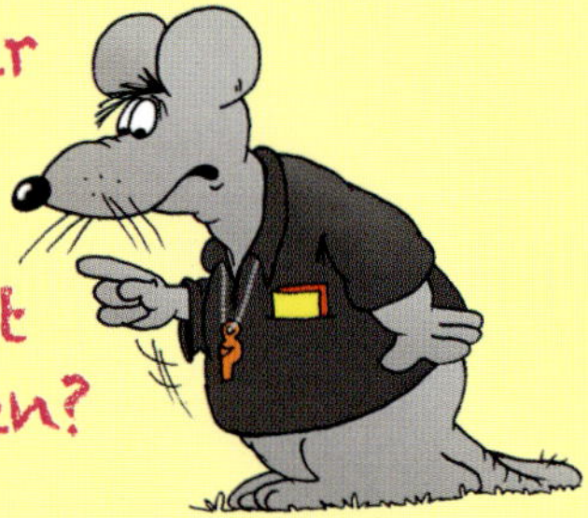

... dass Läden für Joggingbedarf ausschliesslich von Laufkundschaft leben?

... dass nur ganz wenige Sportstudenten ein Skipendium bekommen?

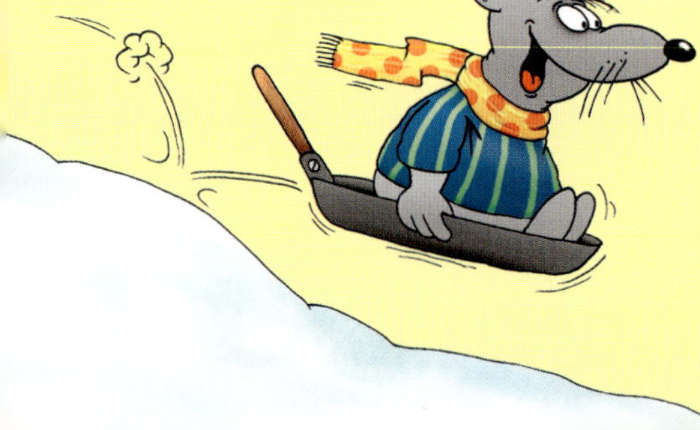

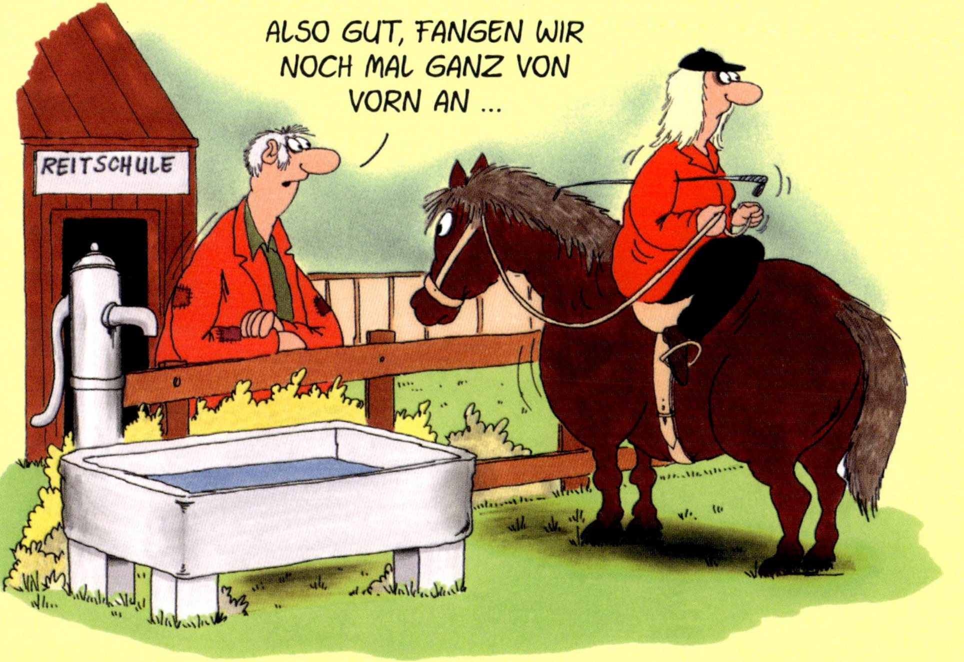
ALSO GUT, FANGEN WIR NOCH MAL GANZ VON VORN AN ...
REITSCHULE

Bis ins Halbfinale …

… hatte sich Bettina Clauß unter 2331 Kandidaten beim großen Sportquiz von Radio Buxenlurch vorgekämpft, die sechs Disziplinen des Fünfkampfes fehlerfrei aufgezählt, unter den zehn Sprungseilen zielsicher das gesuchte der **„Häftlingssportgruppe des Zwiebelburger Untersuchungsgefängnisses“** *herausgefunden, den* **„Vierer mit Steuerberater“** *richtig erkannt …*

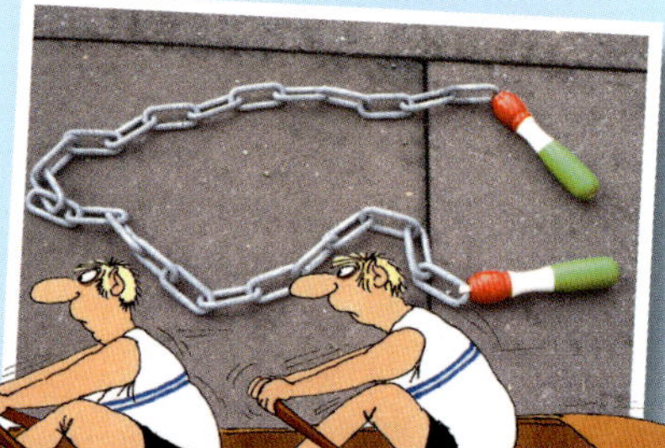

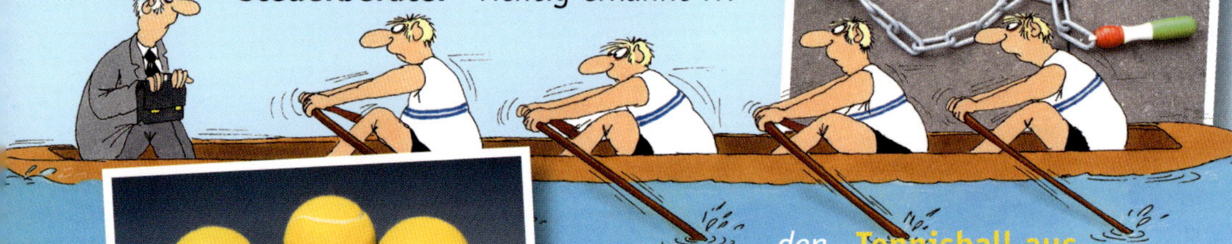

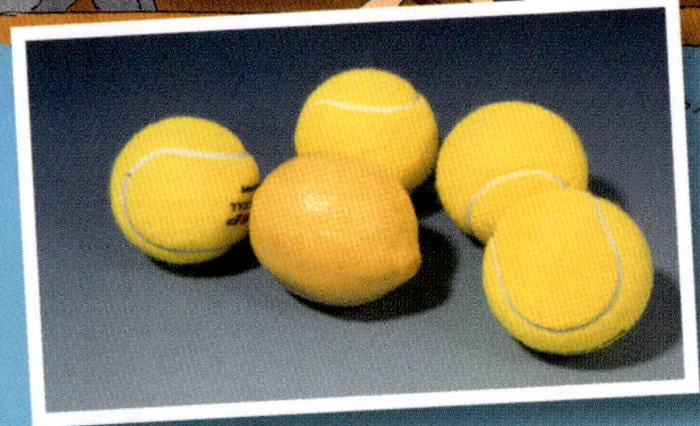

… den **„Tennisball aus biologischem Anbau“** *richtig identifiziert …*

… und scheiterte dann an der Frage „Welche Bodenturnübung ist hier ausgelegt?“: **„Rolle rückwärts!“**, *hätte die richtige Antwort lauten müssen, aber Bettina Clauß kam und kam nicht drauf!*

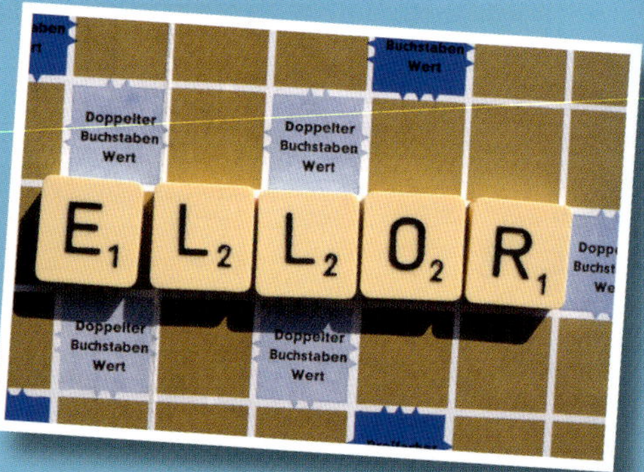

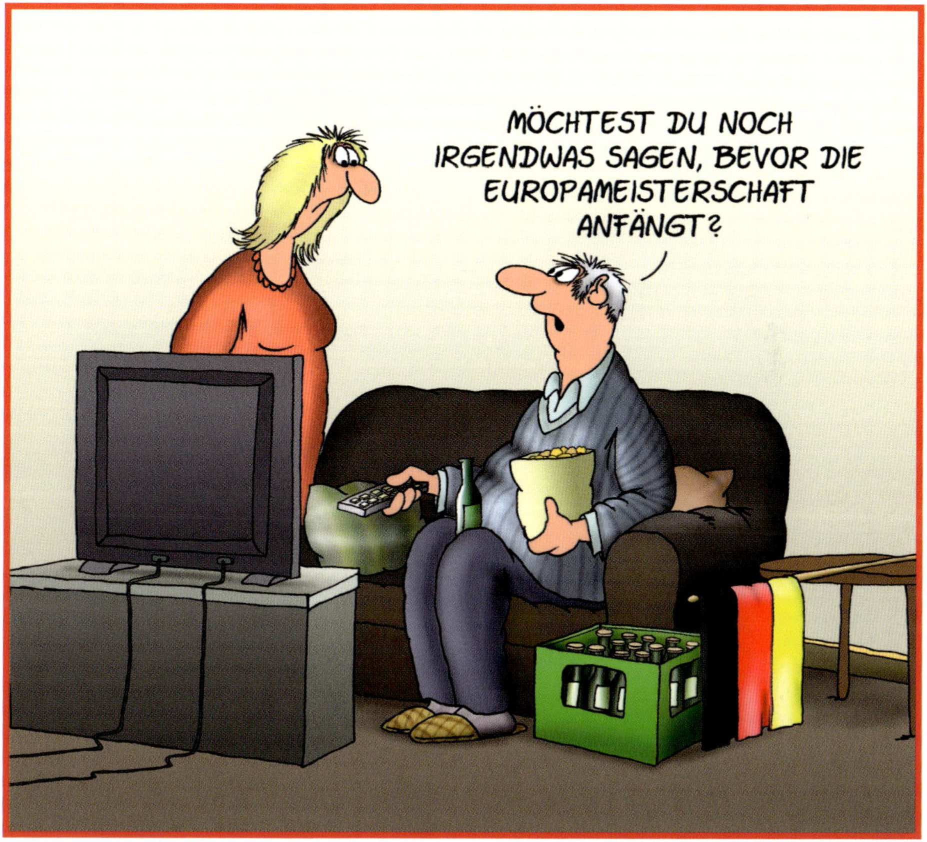
MÖCHTEST DU NOCH IRGENDWAS SAGEN, BEVOR DIE EUROPAMEISTERSCHAFT ANFÄNGT?

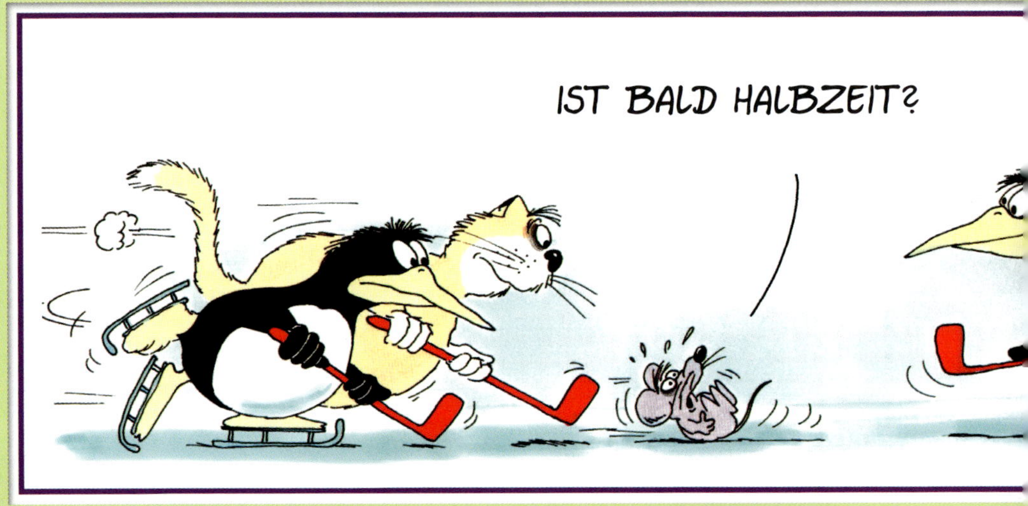

Grosse Momente:

Am 8. März 1927 gerät Ch. Sonnhoff mit seinem Schlips ins Vorderrad seines neuen Fahrrades und erfindet bei dieser Gelegenheit die strömungsgünstige Rennradhaltung!

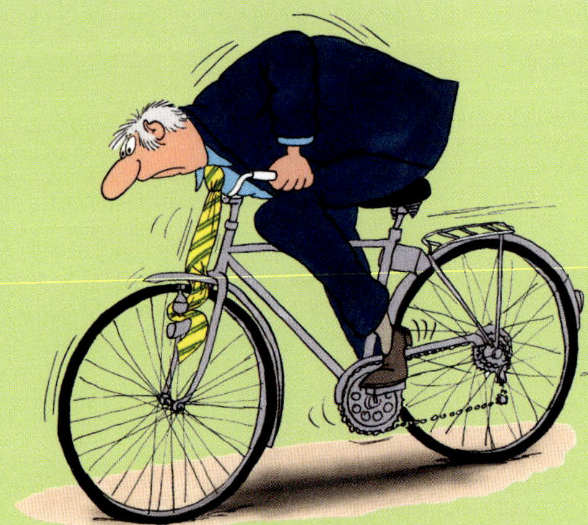

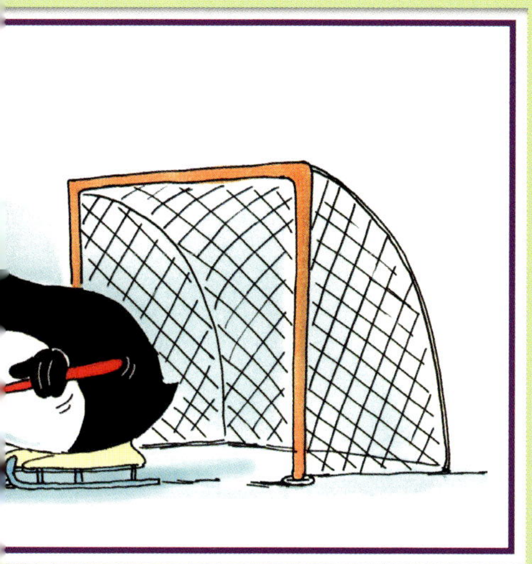

Trifft der Speer eines Speerwerfers einen Linienrichter, kann der Wurf nur dann gewertet werden, wenn der Linienrichter bewegungslos liegen bleibt, keinesfalls aber, wenn er in Richtung Rotes-Kreuz-Zelt kriecht.

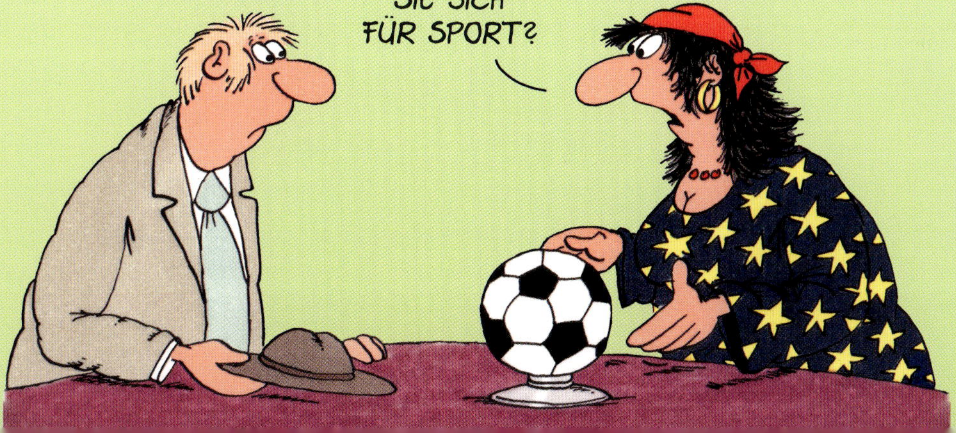

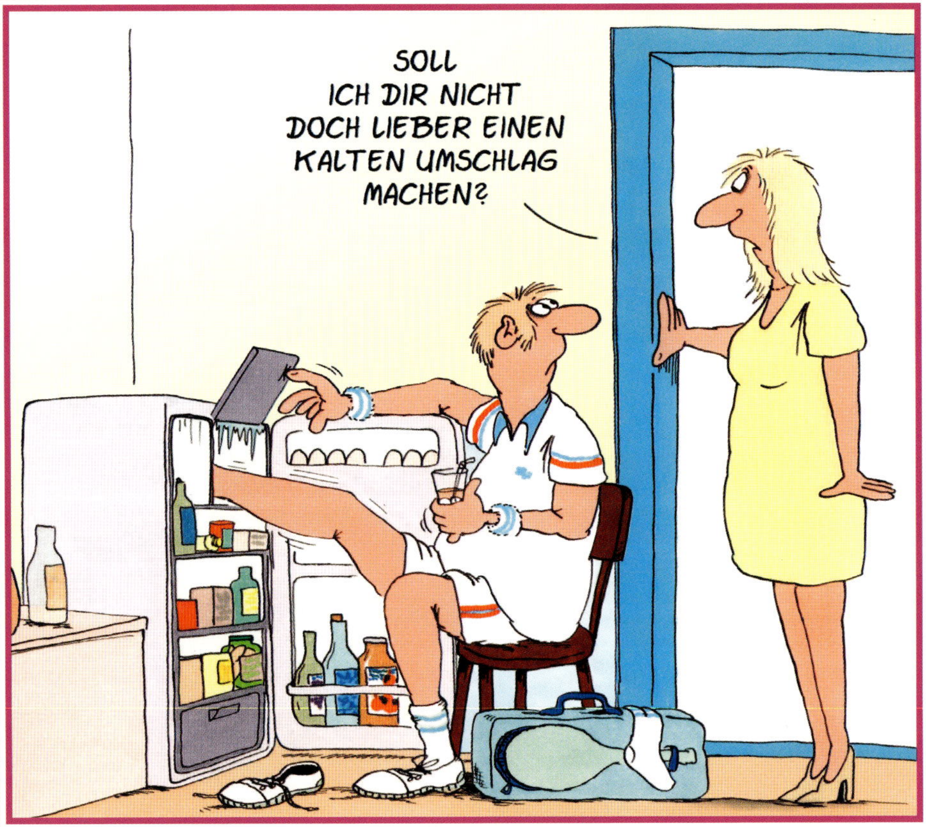
SOLL ICH DIR NICHT DOCH LIEBER EINEN KALTEN UMSCHLAG MACHEN?

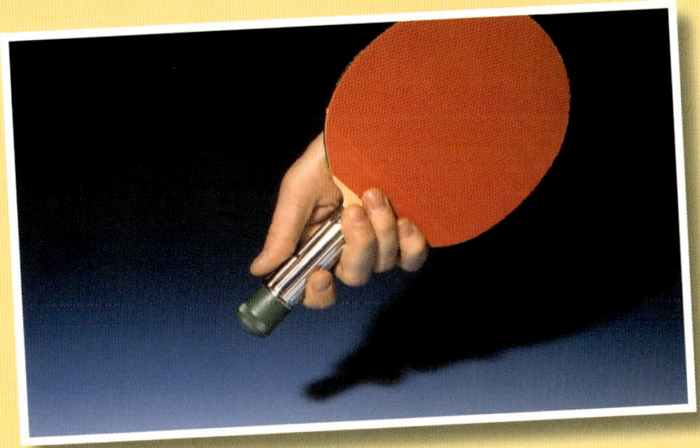

Wer seine Tischtennisplatte *im Keller aufgebaut hat, kennt das Dilemma: Ein knackiger Schmetterball, und schon ist das Bällchen unter der Kartoffelkiste oder hinter den Regalen mit dem Eingemachten verschwunden. Mit der verzweifelten Suche im Halbdunkel vergeht dann manchmal mehr Zeit als mit dem Pingpongspiel selber. Erfahrene Spieler benutzen für ein Kellermatch einen Tischtennisschläger mit batteriebetriebenem Leuchtgriff, mit dem sich verloren gegangene Tischtennisbälle blitzschnell auch in den dunkelsten Ecken aufstöbern lassen.*

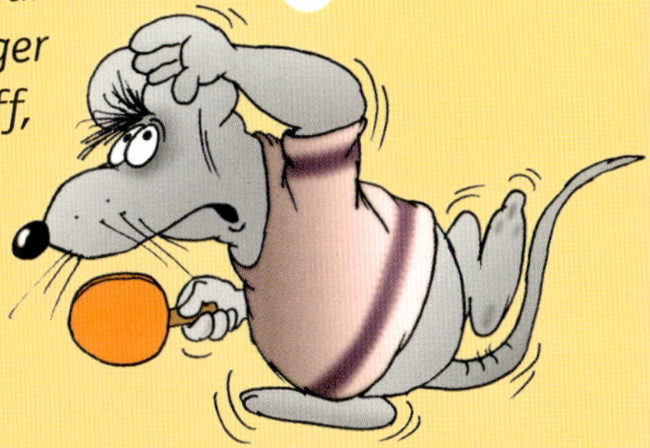

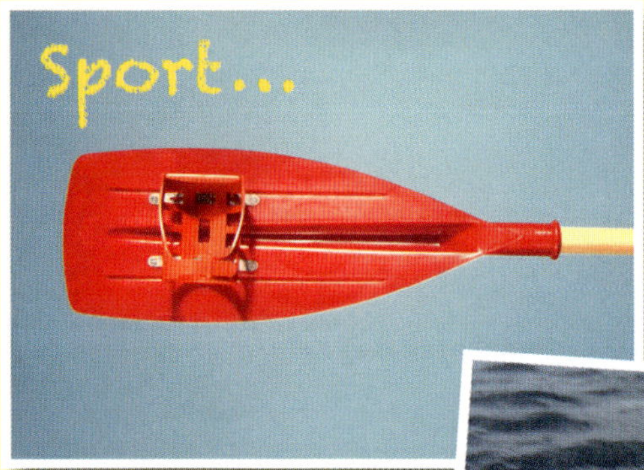

… macht durstig. **Radfahrer** *haben für solche Fälle ihr Fläschchen am Fahrradrahmen.*

Wassersportler *haben es am Paddel und halten es so immer schön kühl.*

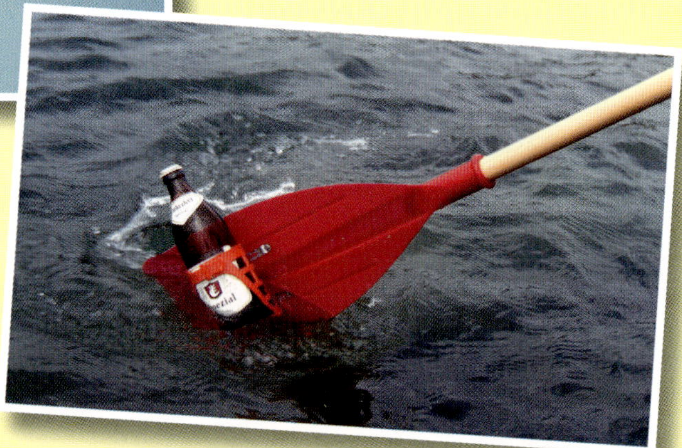

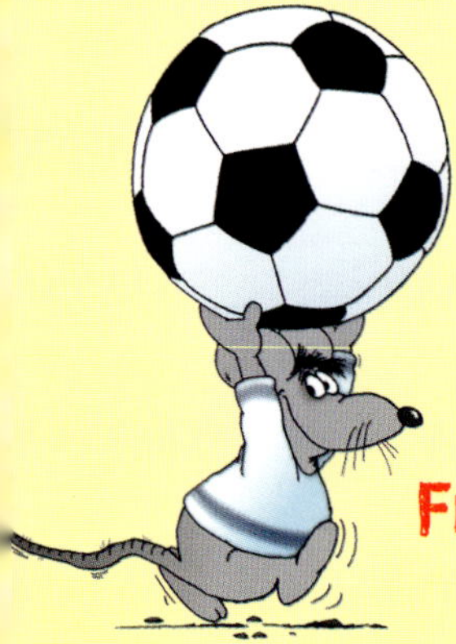

Fussballfans freuen sich zwar, wenn ein kluger Angriff Hand und Fuss hat, aber der Schiedsrichter lässt sowas natürlich nicht durchgehen!

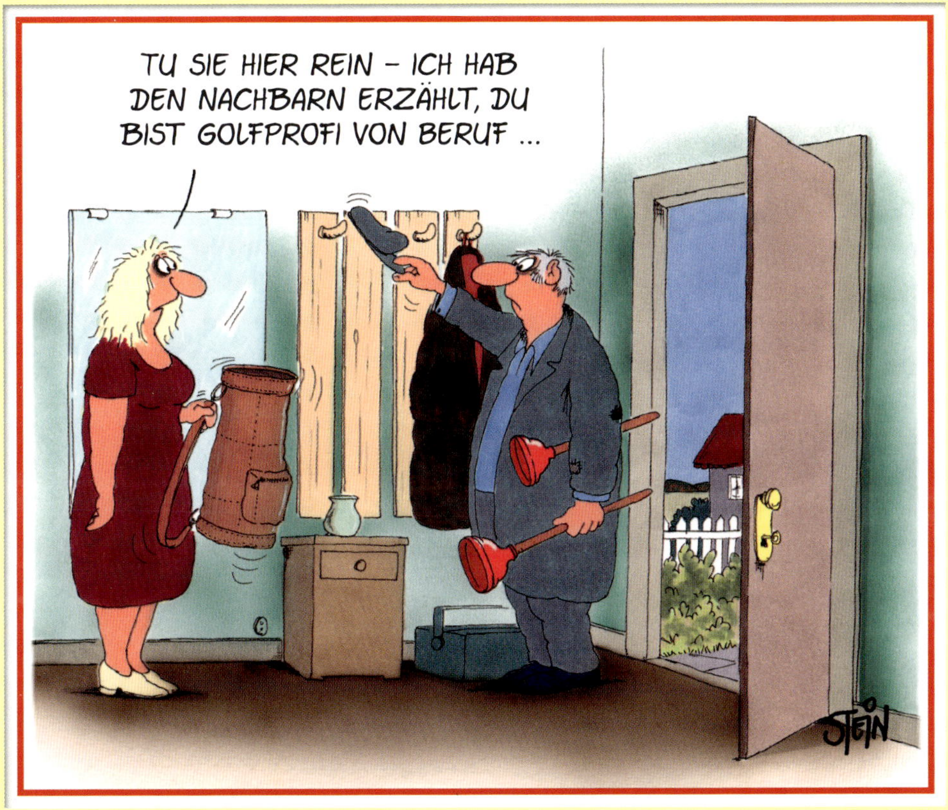
TU SIE HIER REIN – ICH HAB DEN NACHBARN ERZÄHLT, DU BIST GOLFPROFI VON BERUF ...
STEIN

Während ...

... im Zuge der Ökobewegung auf der einen Seite **Tennisschläger mit Naturholzgriff** *im Kommen sind ...*

... gleichzeitig aber immer noch viele Spieler auf die gänzlich unverwüstlichen **Vollmetall-Rackets** *schwören ...*

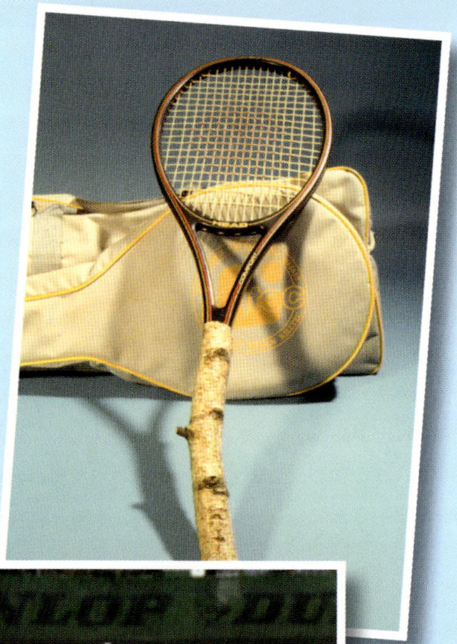

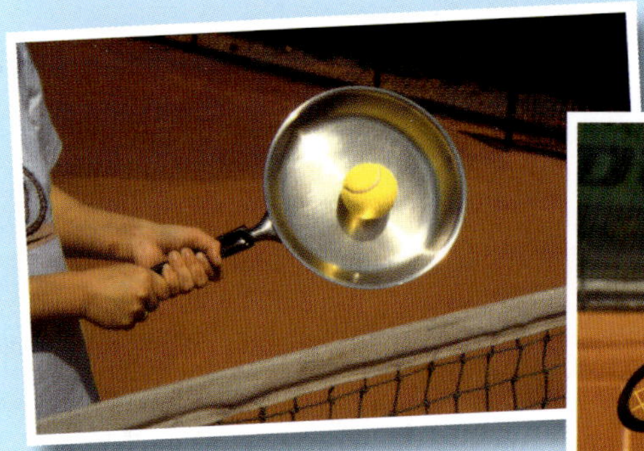

... haben sich die allerliebsten **Uli-Stein-Schläger** *überhaupt nicht durchsetzen können. Eigentlich komisch ...*

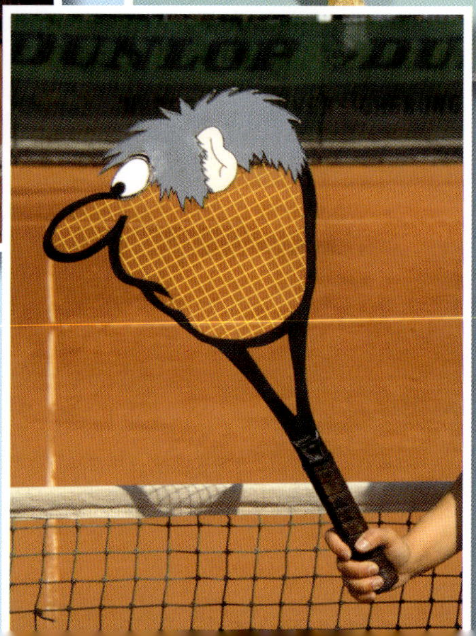

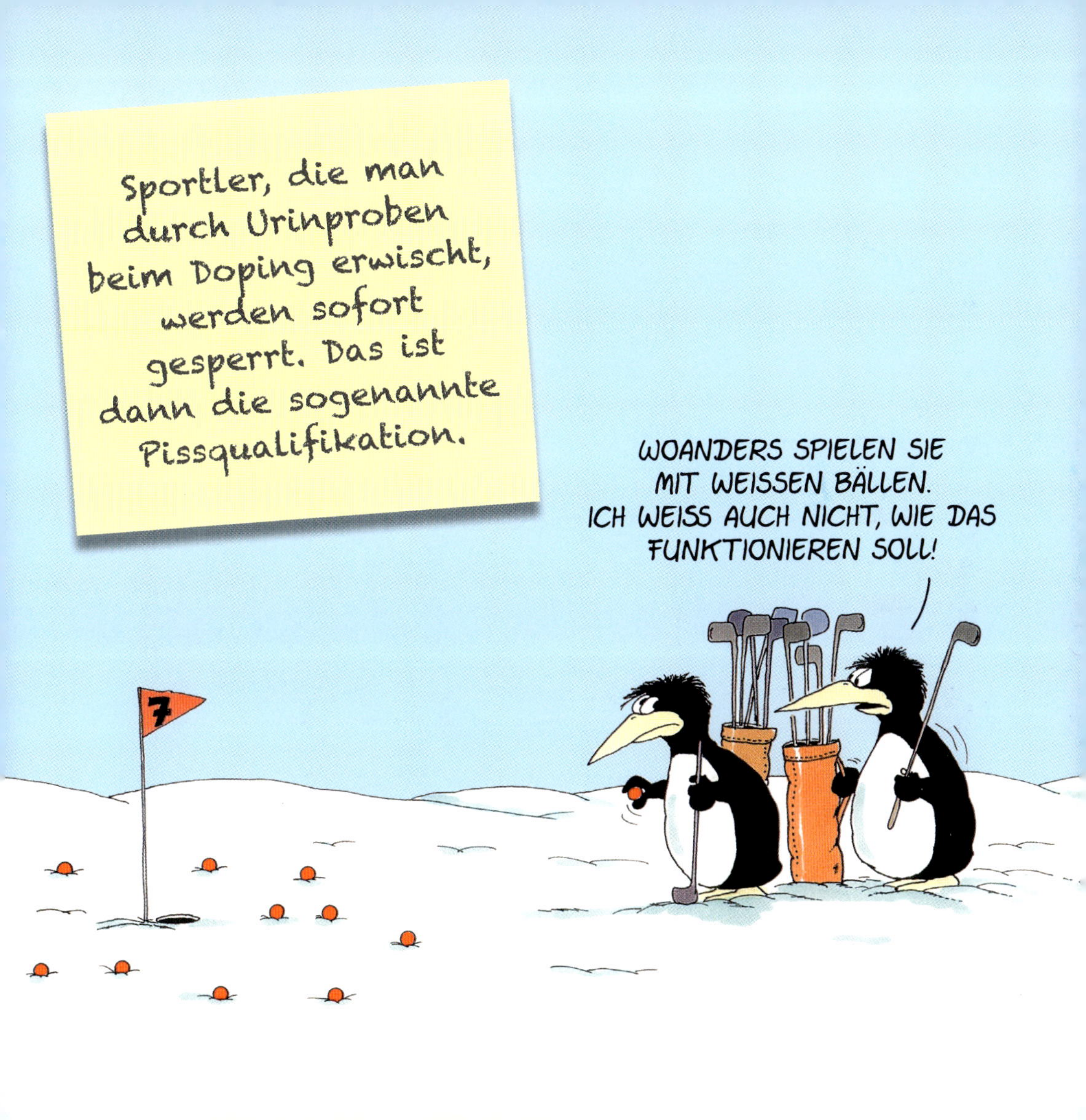
Sportler, die man durch Urinproben beim Doping erwischt, werden sofort gesperrt. Das ist dann die sogenannte Pissqualifikation.
WOANDERS SPIELEN SIE MIT WEISSEN BÄLLEN. ICH WEISS AUCH NICHT, WIE DAS FUNKTIONIEREN SOLL!
7

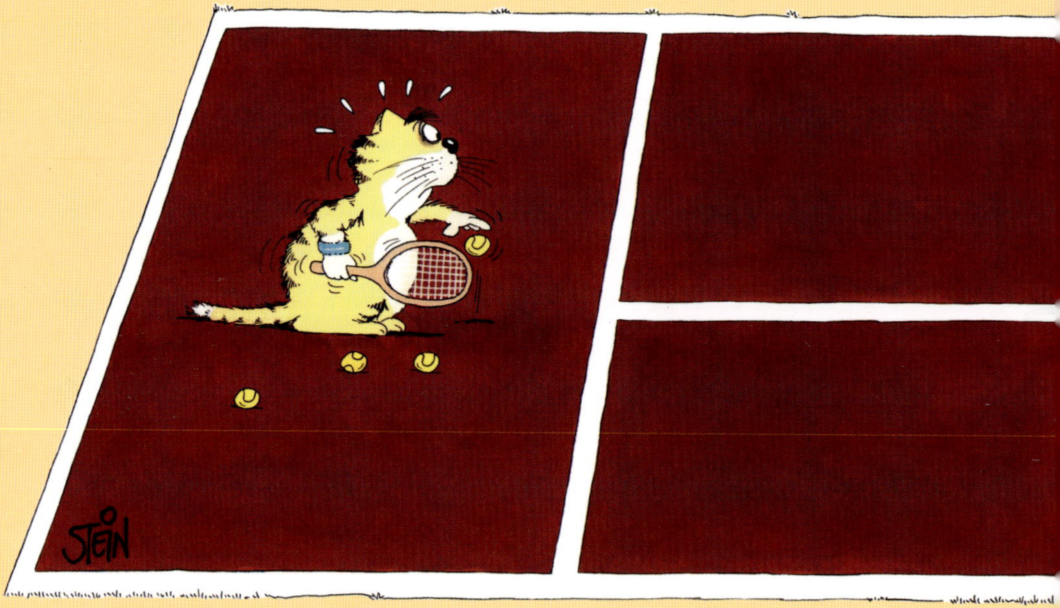
STEIN

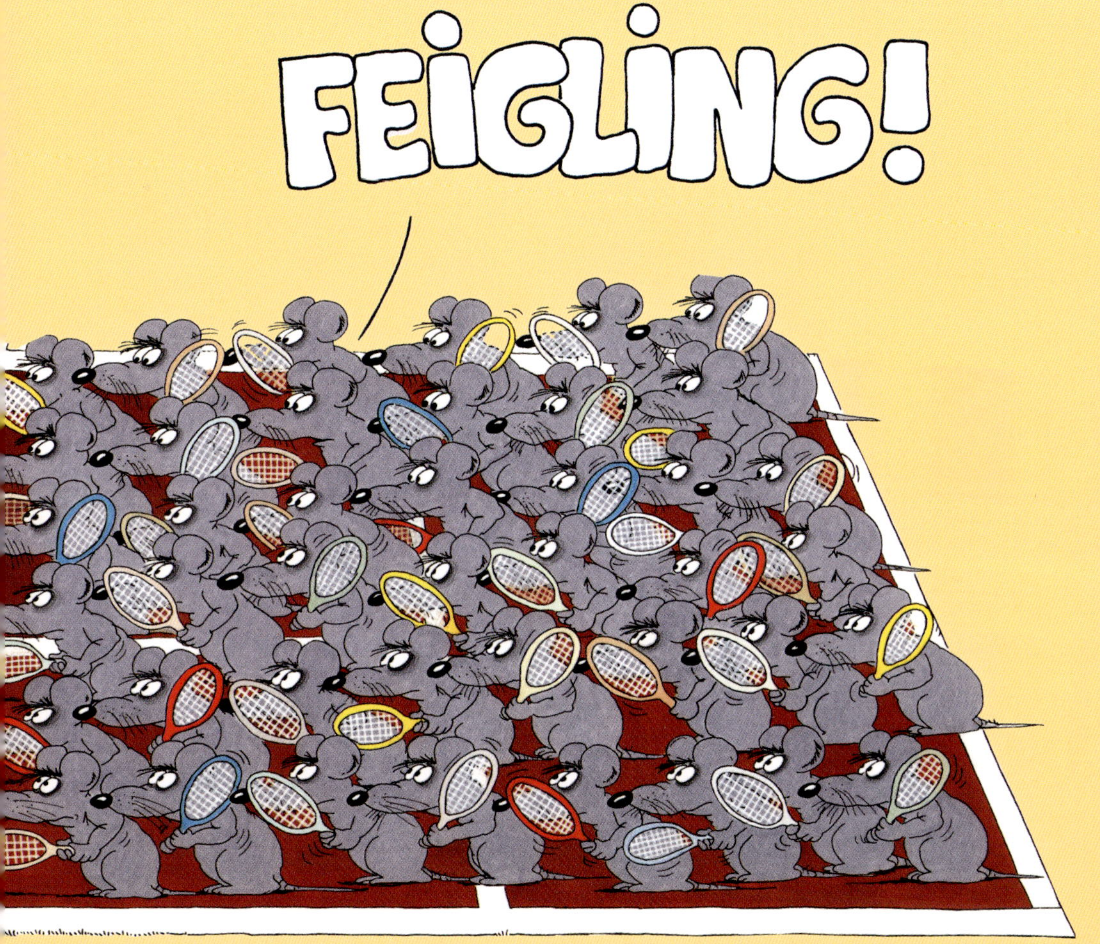
FEIGLING!

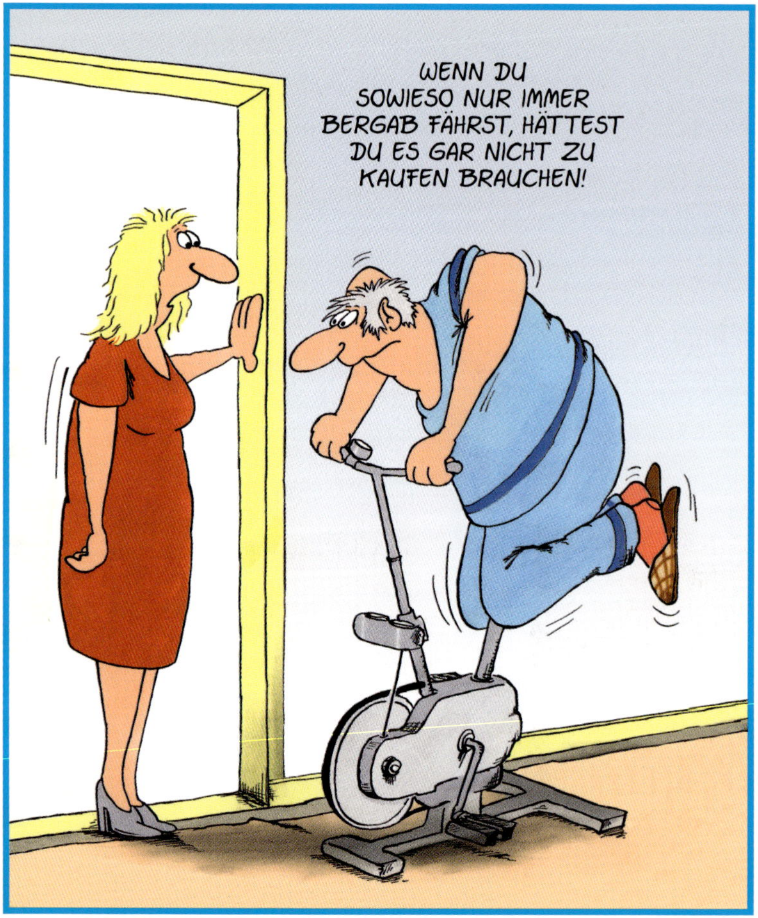
WENN DU SOWIESO NUR IMMER BERGAB FÄHRST, HÄTTEST DU ES GAR NICHT ZU KAUFEN BRAUCHEN!

PRAKTISCH:

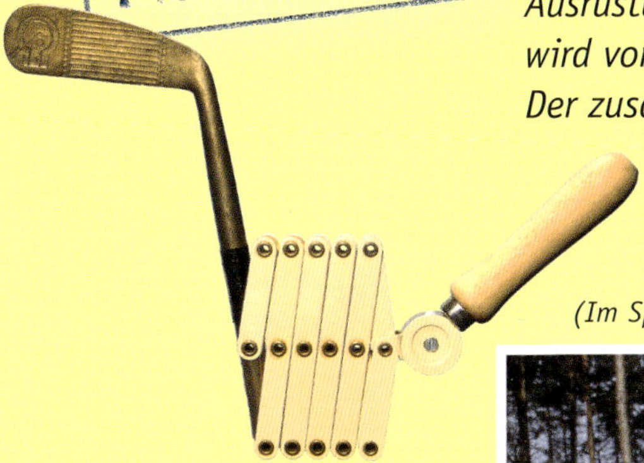

Wer gern mal eine Runde Golf spielt,
aber keine Lust hat, immer die komplette
Ausrüstung mit sich herumzuschleppen,
wird von **„Klapp-Club“** *begeistert sein:*
Der zusammengeklappte Golfschläger passt
in jede Tasche, lässt sich mühelos
auf die individuelle Länge ausziehen,
schon beginnt das Einlochen!

(Im Sportfachhandel)

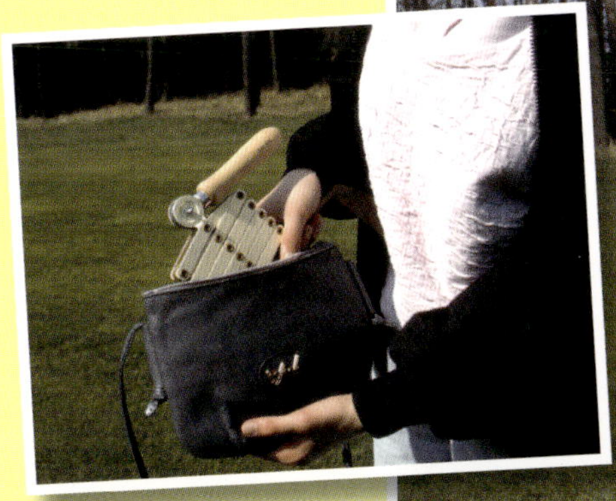

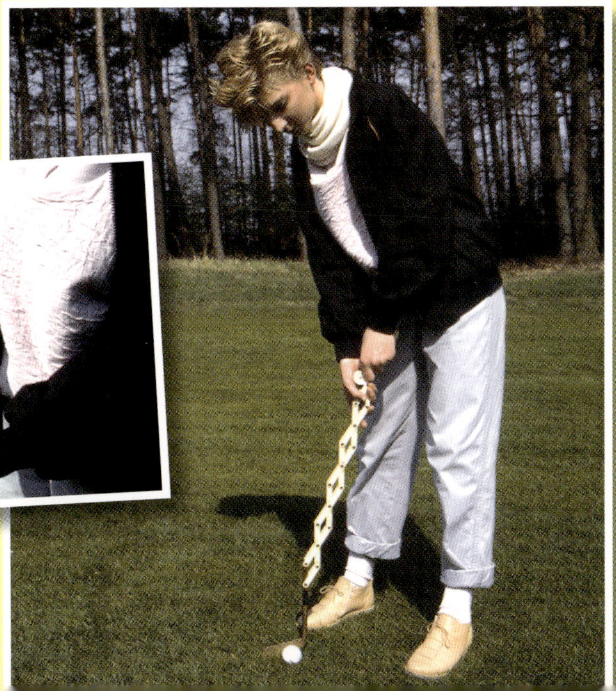

Das Geld liegt auf der Strasse …

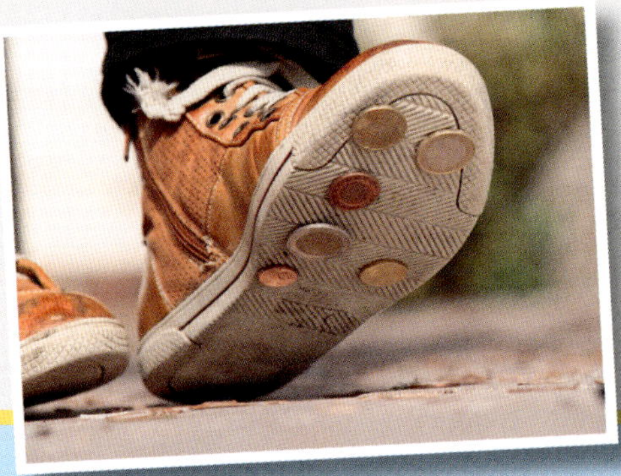

… man muss sich nur bücken. Wem das zu lästig ist, der benutzt **Dr. Harterts Joggingschuhe** *mit Magnethaftsohle!*

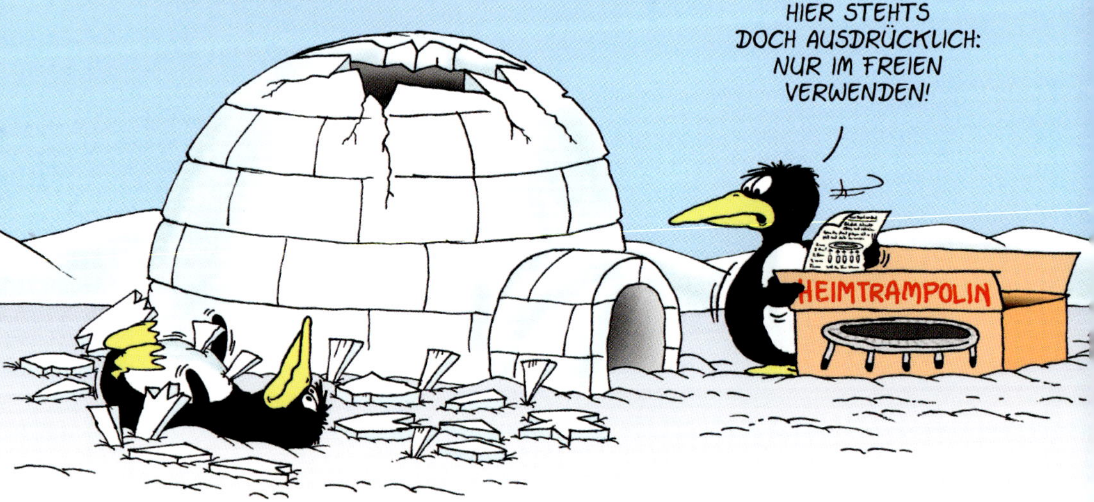

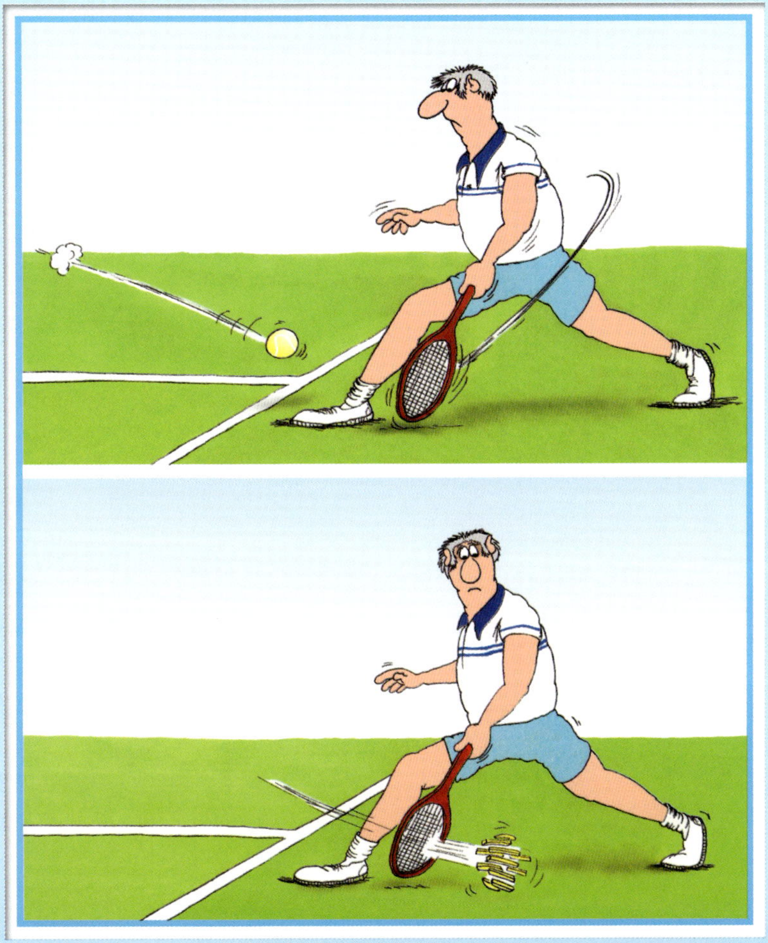

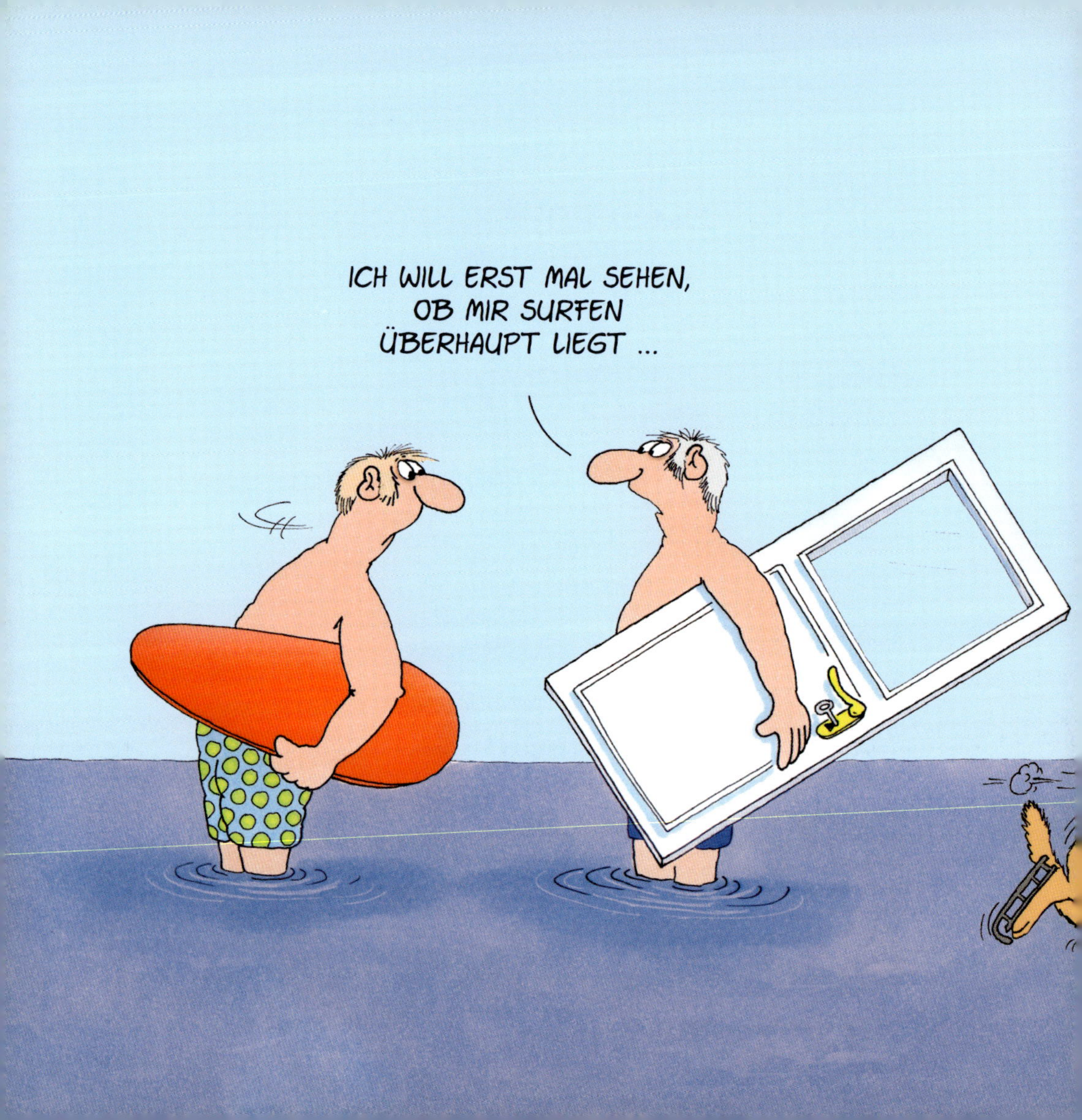
ICH WILL ERST MAL SEHEN, OB MIR SURFEN ÜBERHAUPT LIEGT ...

Wenn der Zweitligist Alemannia Aachen eine Damenfussballabteilung hätte, würde die dann Alefrauia Aachen heissen?

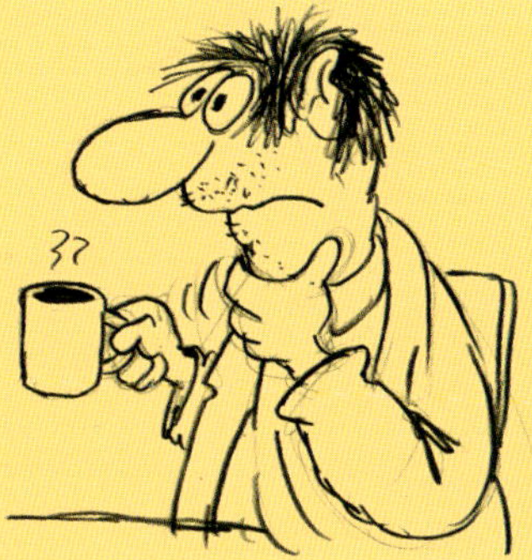

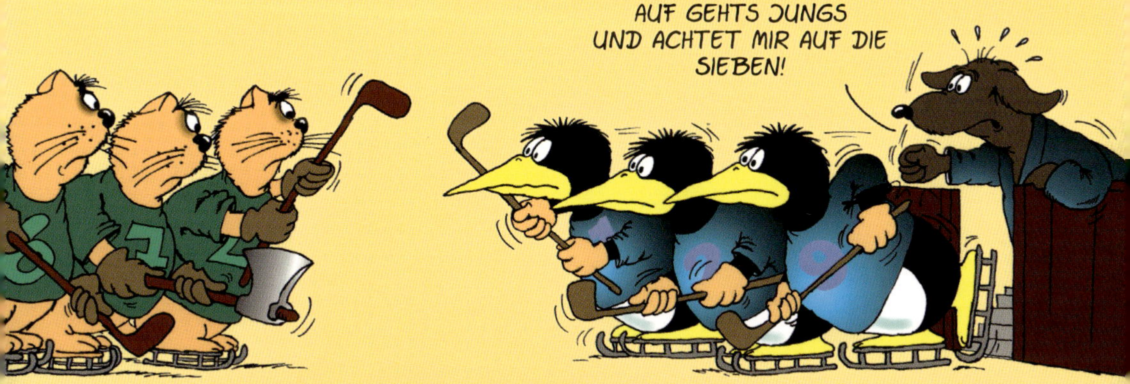

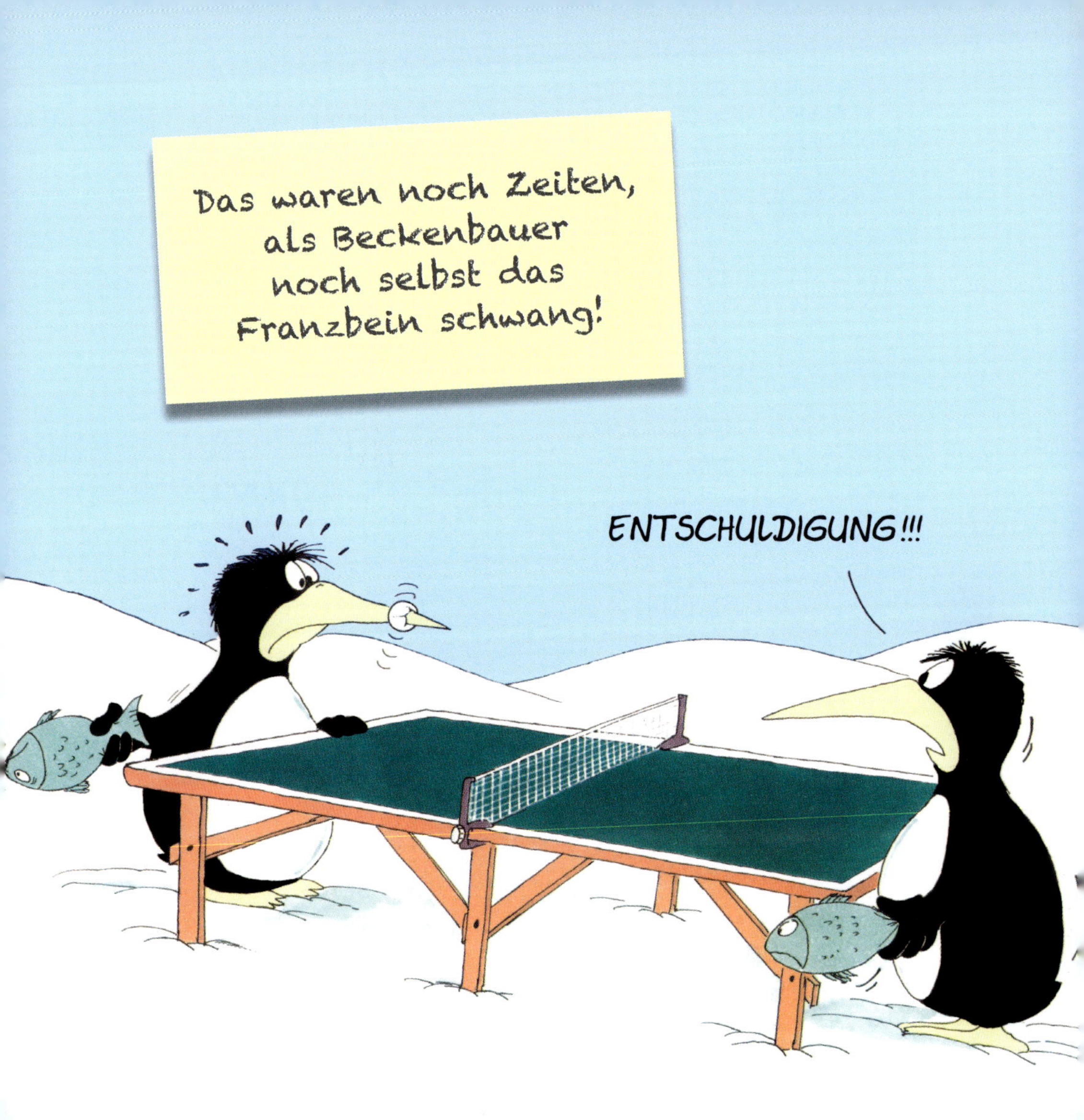
Das waren noch Zeiten,
als Beckenbauer
noch selbst das
Franzbein schwang!
ENTSCHULDIGUNG!!!

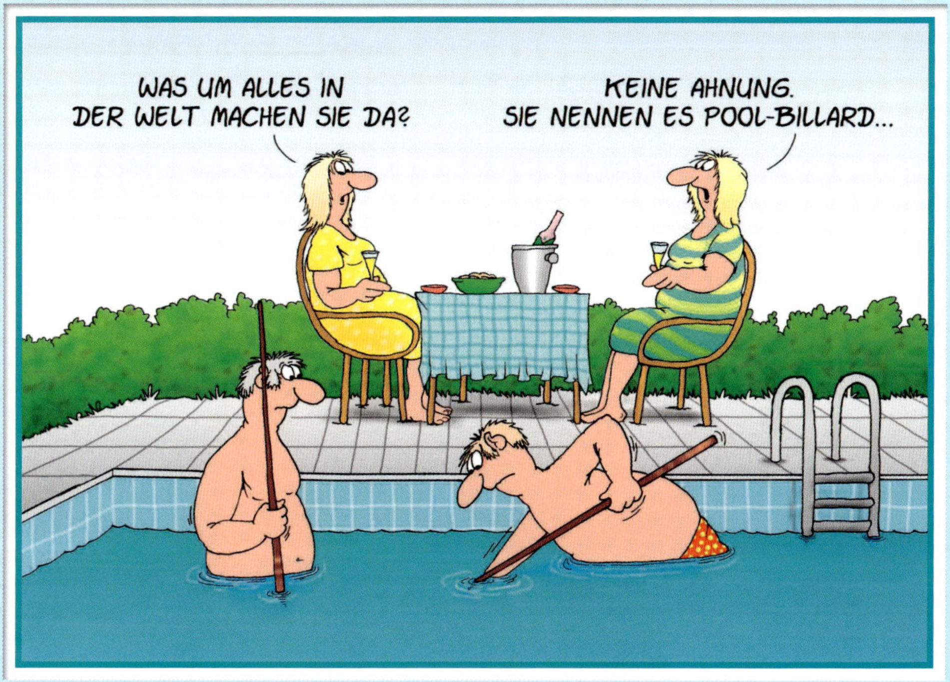
WAS UM ALLES IN DER WELT MACHEN SIE DA?
KEINE AHNUNG. SIE NENNEN ES POOL-BILLARD...

Hochsprung kommt vor dem Fall!

(Alte Sportlerregel)

Für unser Sammelalbum

Der Entspurt

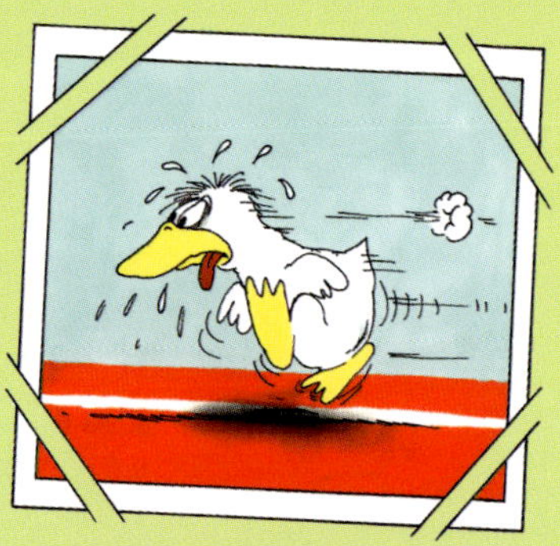

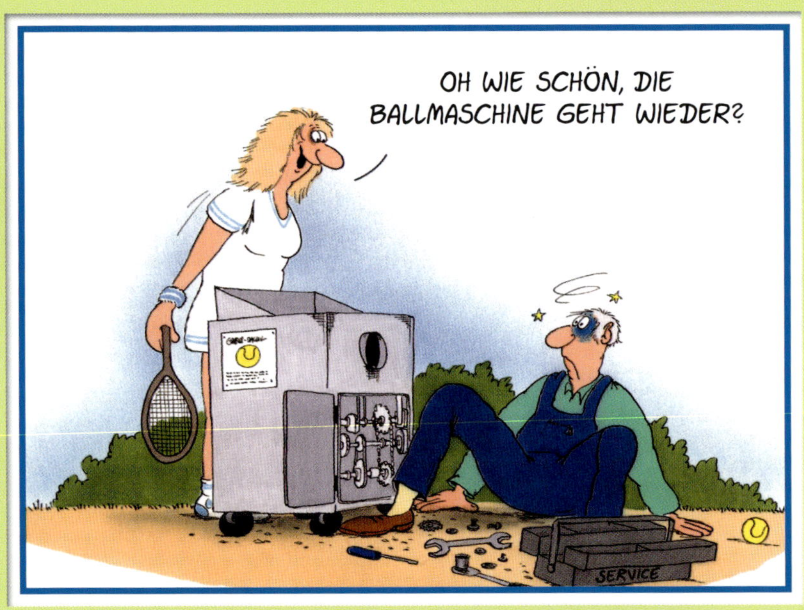

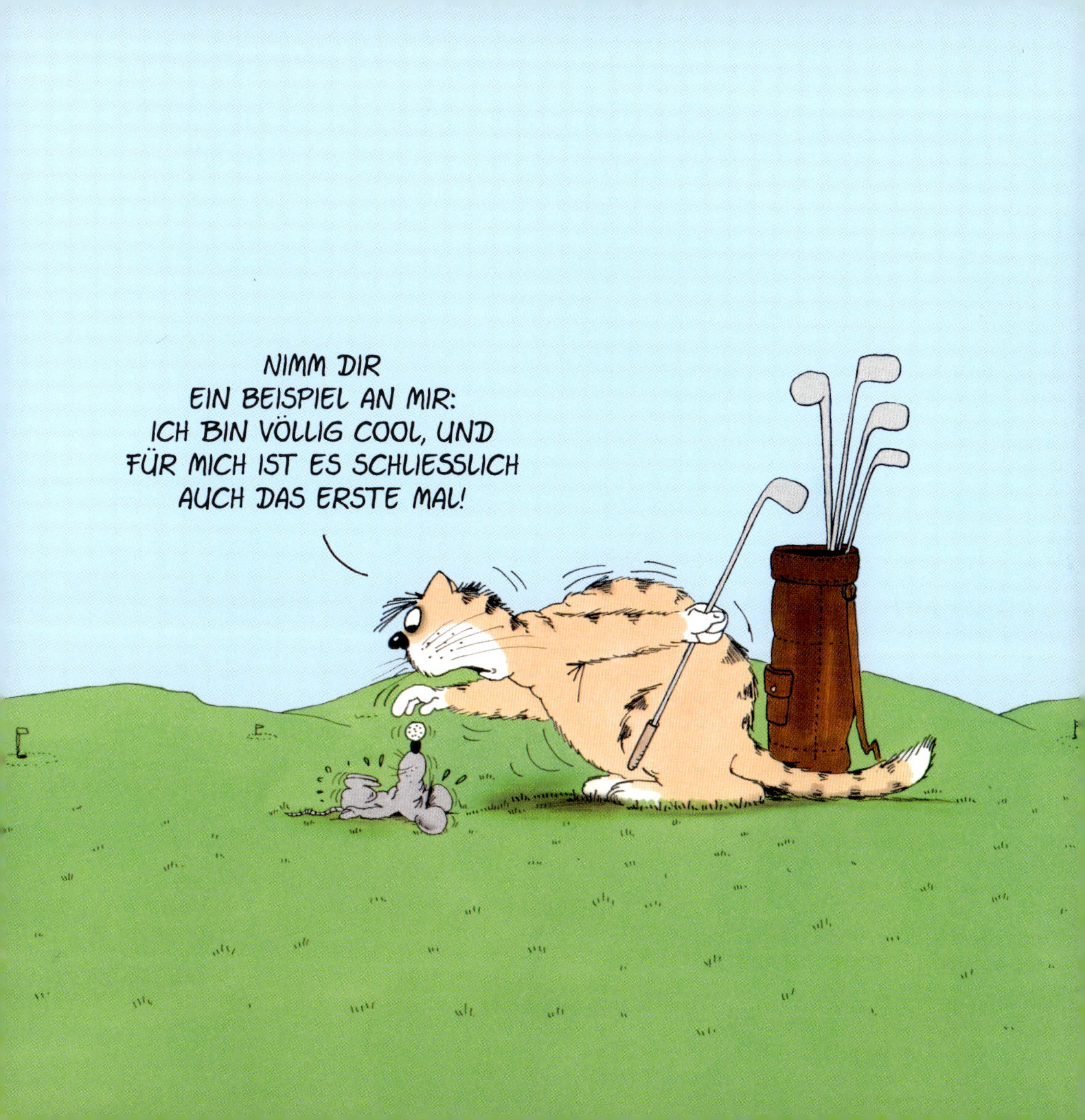
NIMM DIR EIN BEISPIEL AN MIR: ICH BIN VÖLLIG COOL, UND FÜR MICH IST ES SCHLIESSLICH AUCH DAS ERSTE MAL!

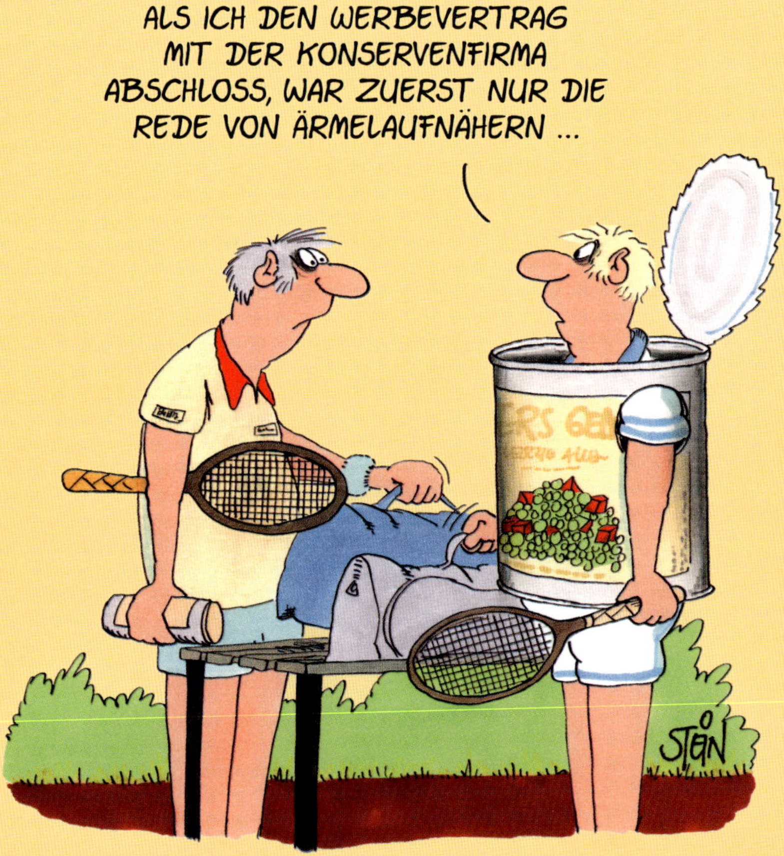
ALS ICH DEN WERBEVERTRAG MIT DER KONSERVENFIRMA ABSCHLOSS, WAR ZUERST NUR DIE REDE VON ÄRMELAUFNÄHERN ...

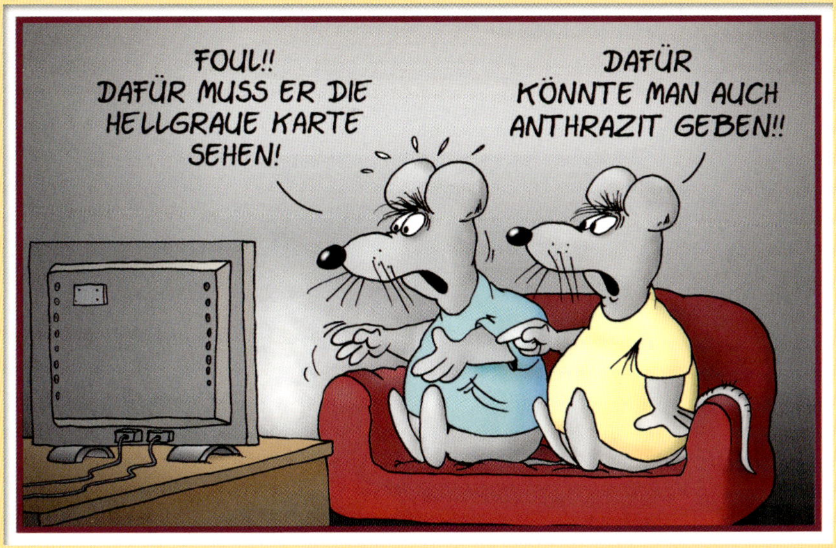
FOUL!!
DAFÜR MUSS ER DIE
HELLGRAUE KARTE
SEHEN!
DAFÜR
KÖNNTE MAN AUCH
ANTHRAZIT GEBEN!!

Wenn Farbenblinde Fussball gucken

Schon vor den eigentlichen Wettkämpfen geht der Streit um Doping und Urinproben los. Das sind die sogenannten Ausscheidungskämpfe.

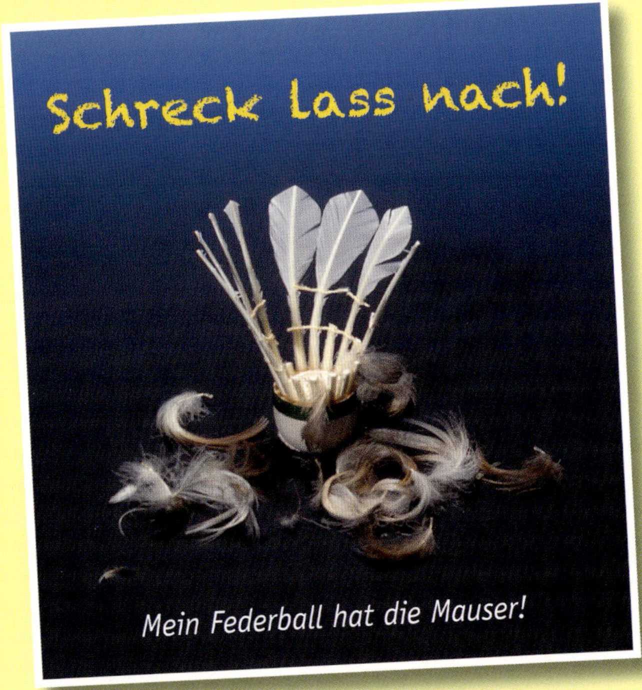
Schreck lass nach!
Mein Federball hat die Mauser!

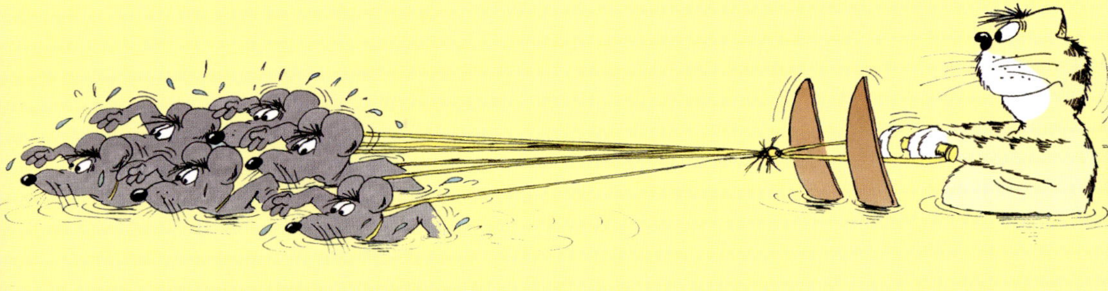

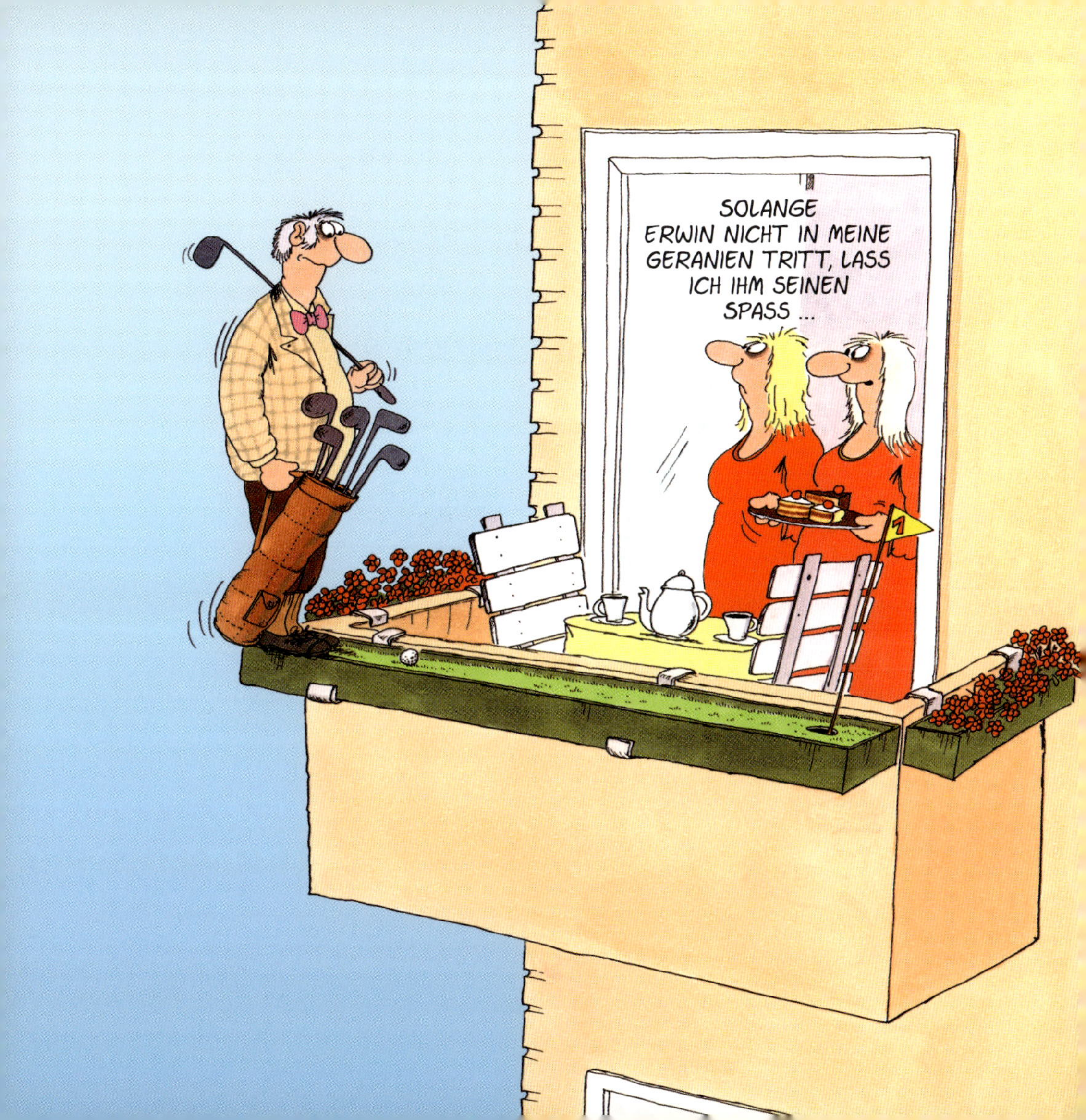
SOLANGE
ERWIN NICHT IN MEINE
GERANIEN TRITT, LASS
ICH IHM SEINEN
SPASS ...

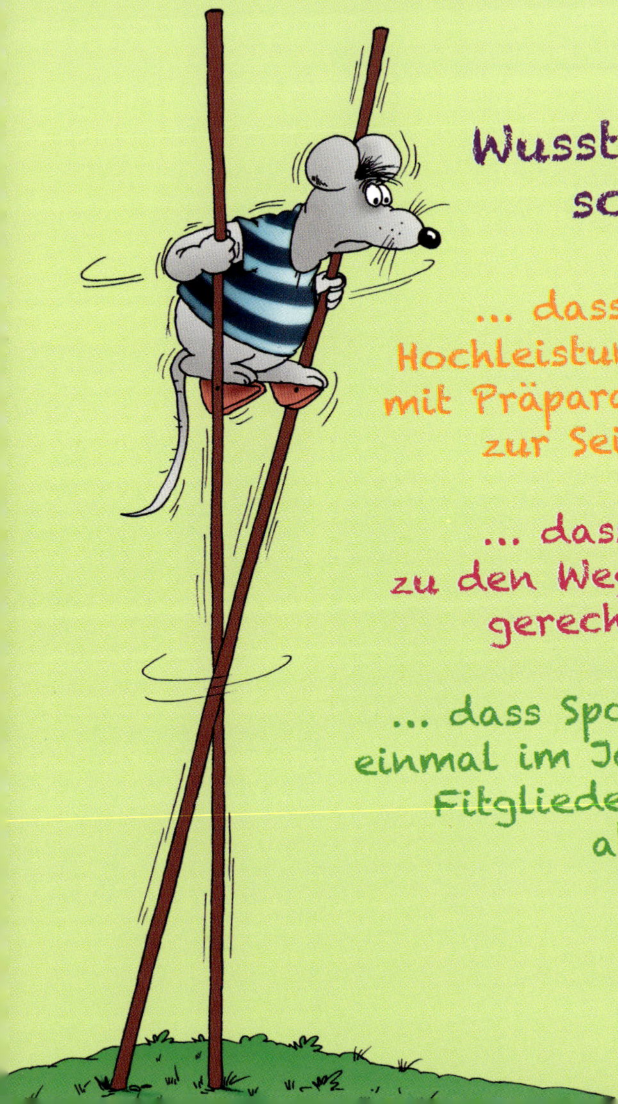

Wussten Sie schon ...

... dass Trainer ihren Hochleistungssportlern gern mit Präparat und Tat zur Seite stehen?

... dass ein Bumerang zu den Wegwerfartikeln gerechnet wird?

... dass Sportvereine einmal im Jahr eine Fitgliederversammlung abhalten?

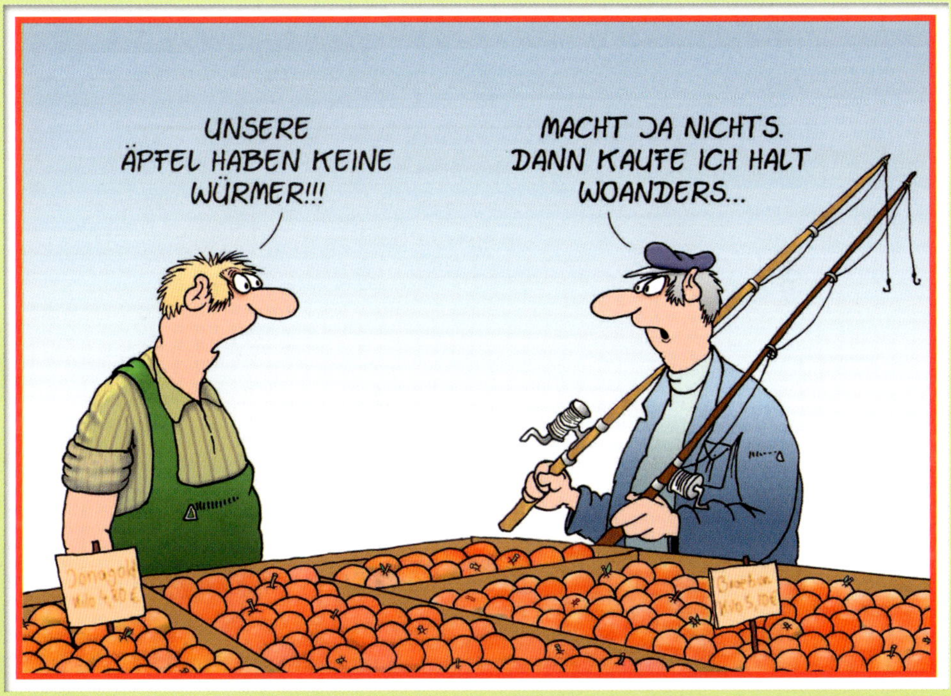
UNSERE ÄPFEL HABEN KEINE WÜRMER!!!
MACHT JA NICHTS. DANN KAUFE ICH HALT WOANDERS...

Wussten Sie schon, dass es immer wahnsinnig beeindruckt, wenn Hochseilartisten ohne Netz auftreten, während es bei Tennisspielern einfach nur albern aussieht?

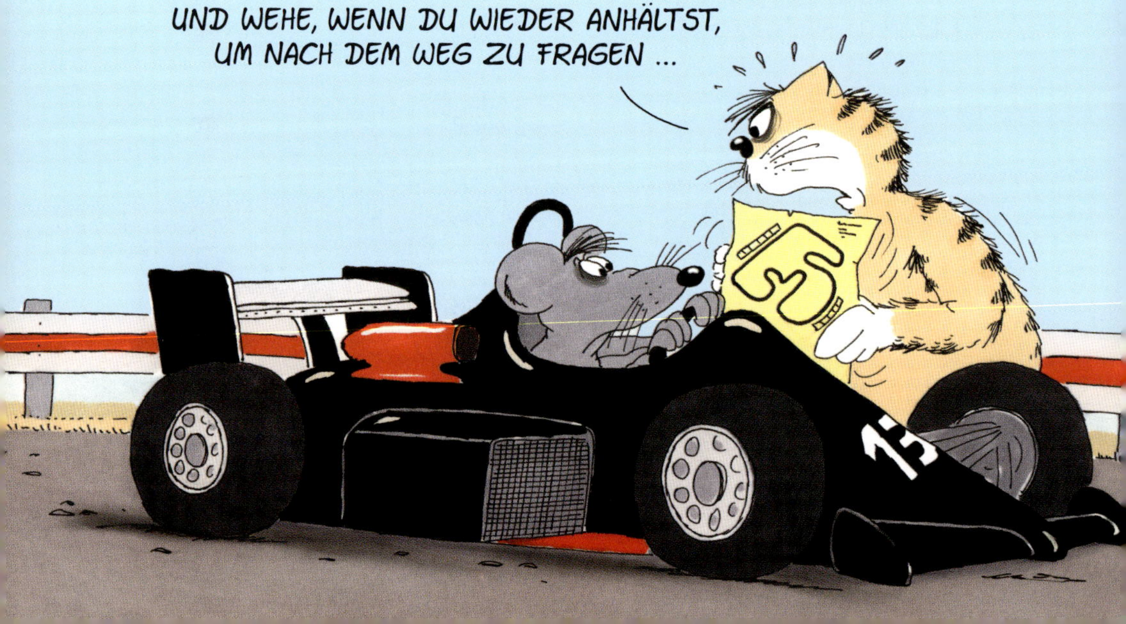
UND WEHE, WENN DU WIEDER ANHÄLTST, UM NACH DEM WEG ZU FRAGEN ...

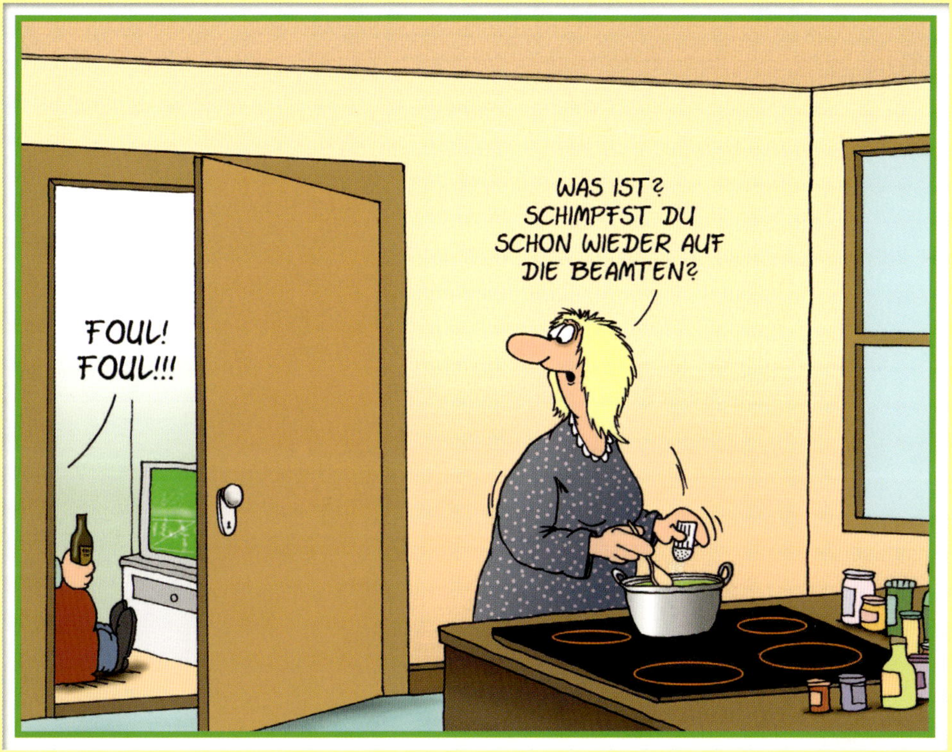
FOUL!
FOUL!!!
WAS IST?
SCHIMPFST DU
SCHON WIEDER AUF
DIE BEAMTEN?

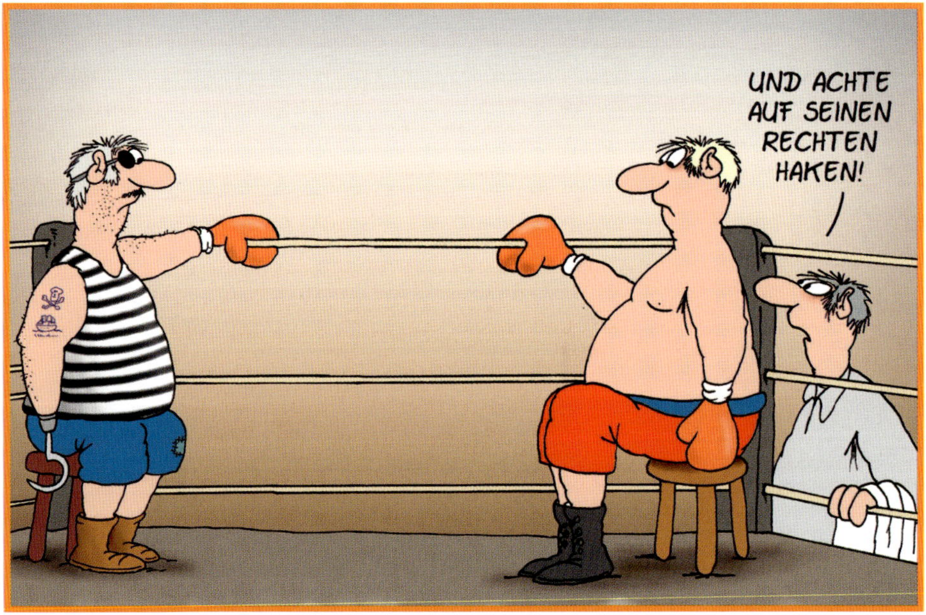
UND ACHTE AUF SEINEN RECHTEN HAKEN!

Trifft der Speer den Würstchenstand, wird der Wurf nicht anerkannt

(Speerwerferregel)

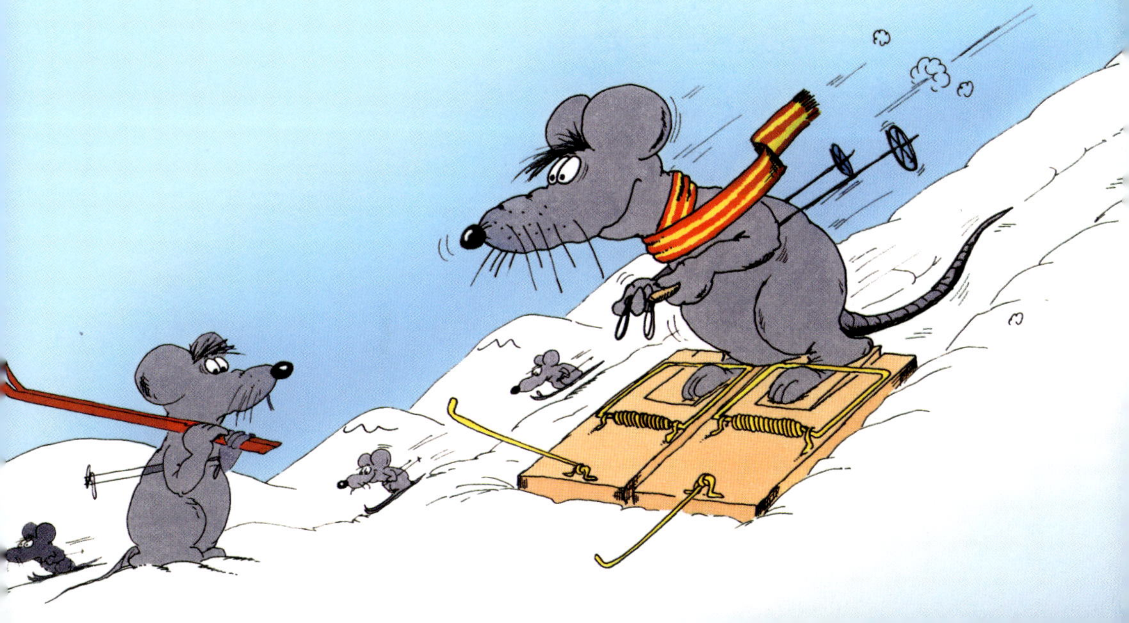

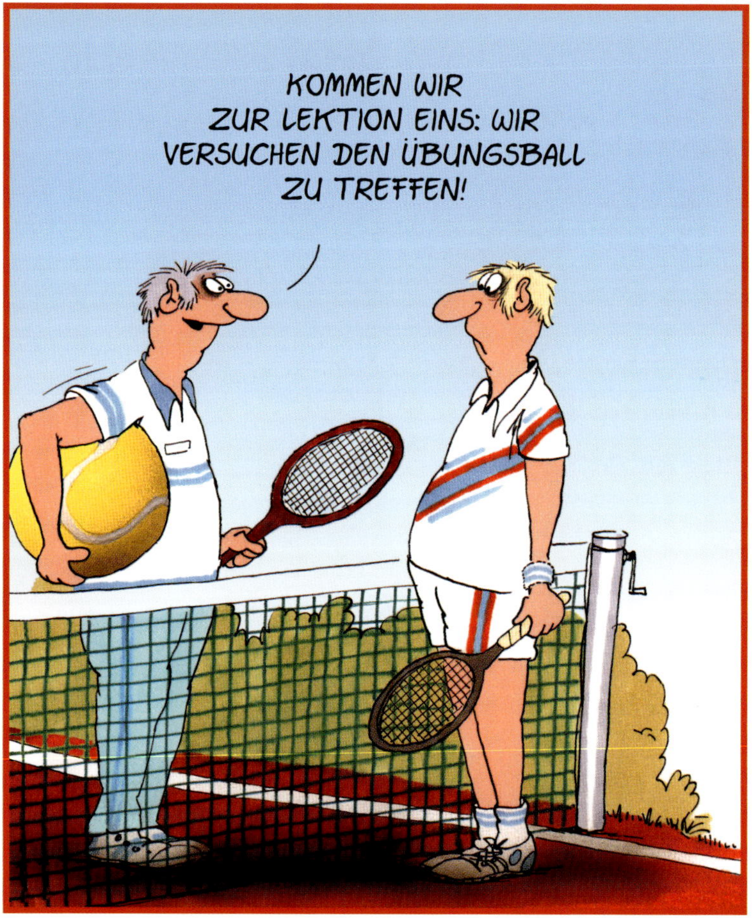
KOMMEN WIR ZUR LEKTION EINS: WIR VERSUCHEN DEN ÜBUNGSBALL ZU TREFFEN!

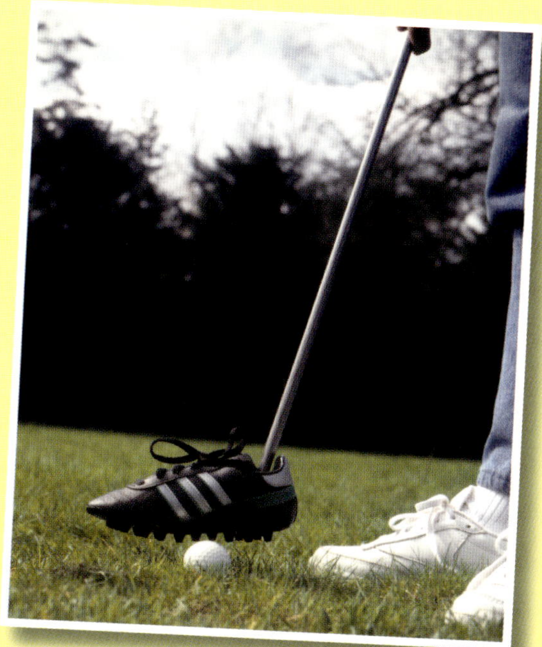

Gar nicht so leicht...

... wenn ehemalige Fußballspieler auf Golf umsatteln.

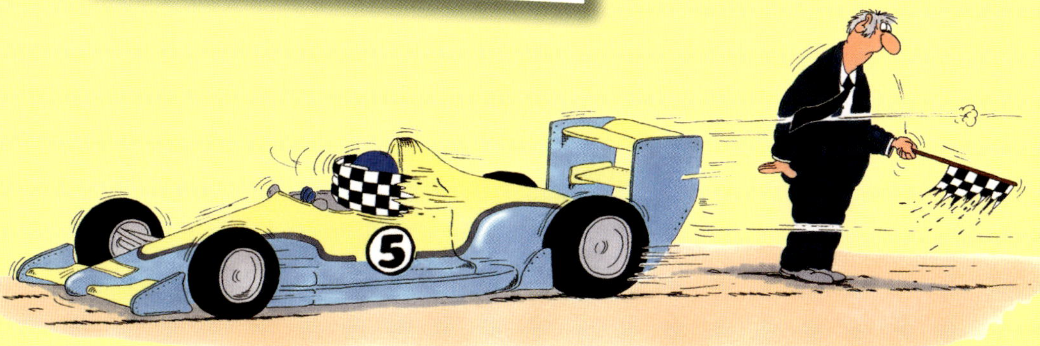

Schreibtischarbeit? Bewegungsmangel?

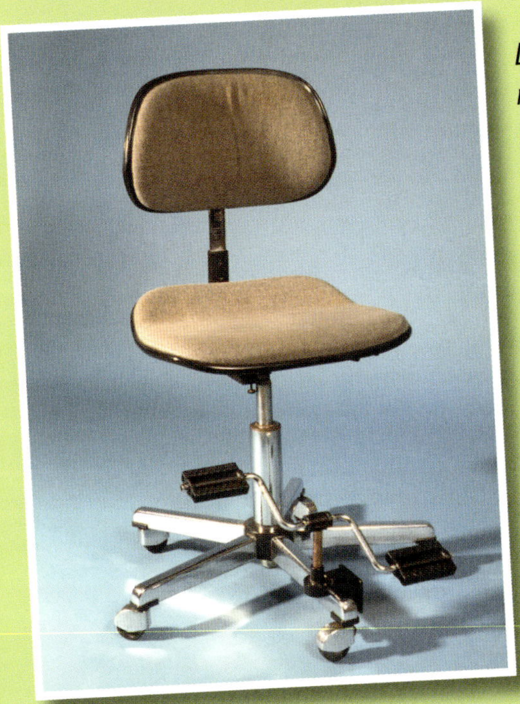

Das muss nicht sein! Wer sich während der Bürostunden topfit halten möchte, holt sich den neuen **„Tour de Büro“** *der Firma* **Strampel & Treter.**

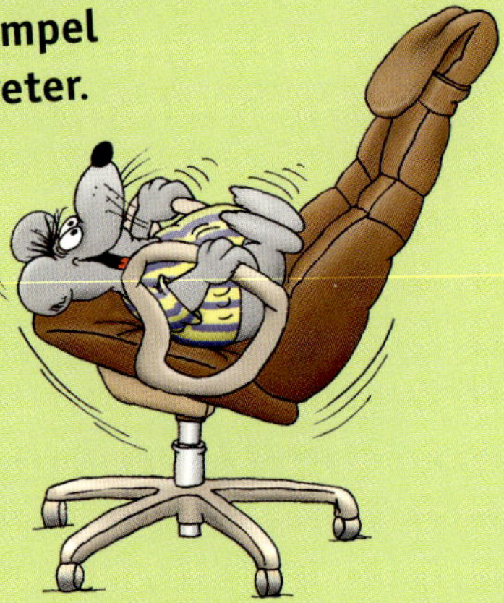

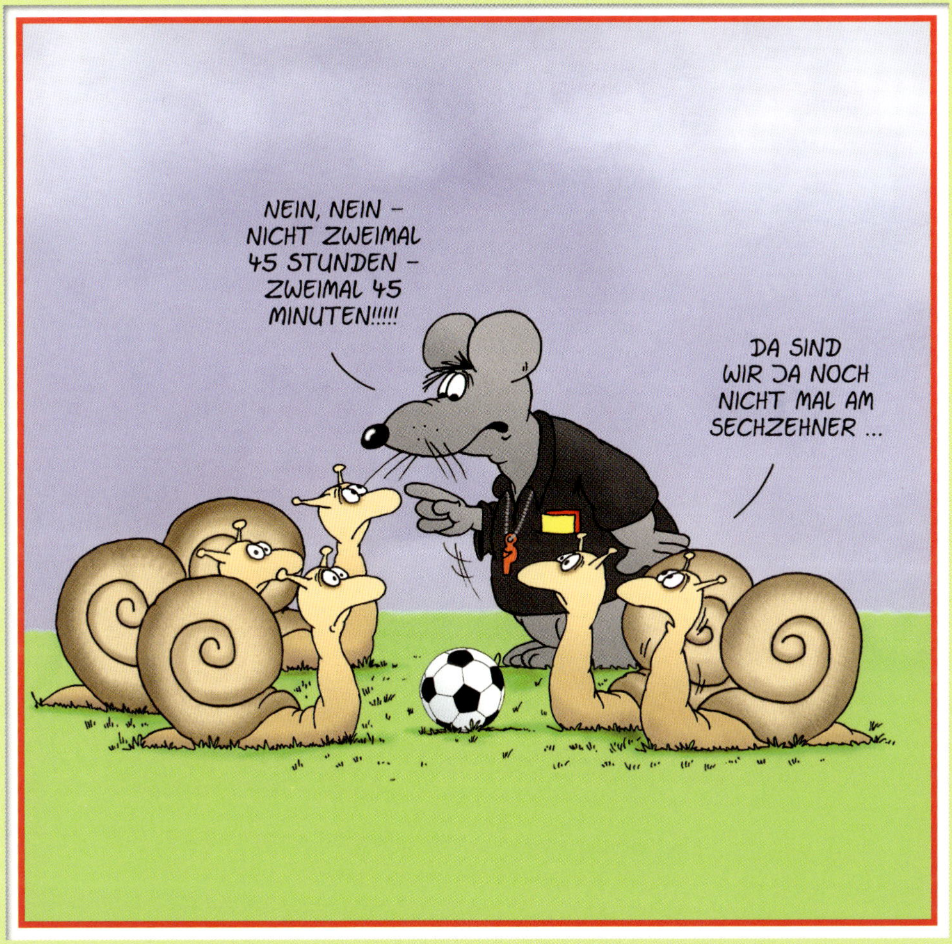
NEIN, NEIN – NICHT ZWEIMAL 45 STUNDEN – ZWEIMAL 45 MINUTEN!!!!!
DA SIND WIR JA NOCH NICHT MAL AM SECHZEHNER ...

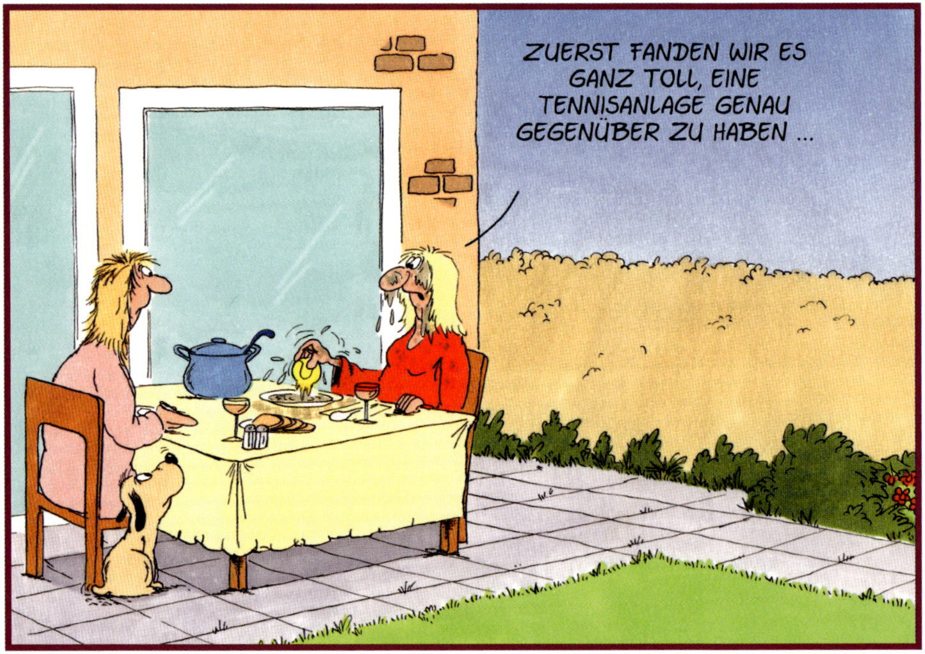
ZUERST FANDEN WIR ES GANZ TOLL, EINE TENNISANLAGE GENAU GEGENÜBER ZU HABEN ...

Blinder Pfeifer schadet nur!

(Trainer Günter über unfähige Schiedsrichter)

Mein Hausarzt hat angemahnt,
etwas mehr Sport täte mir gut.
Hey – ich komme auf rund sieben
Stunden Sport die Woche:
Vier Stunden bei Sky und
drei Stunden bei DSF – das müsste
doch eigentlich reichen!

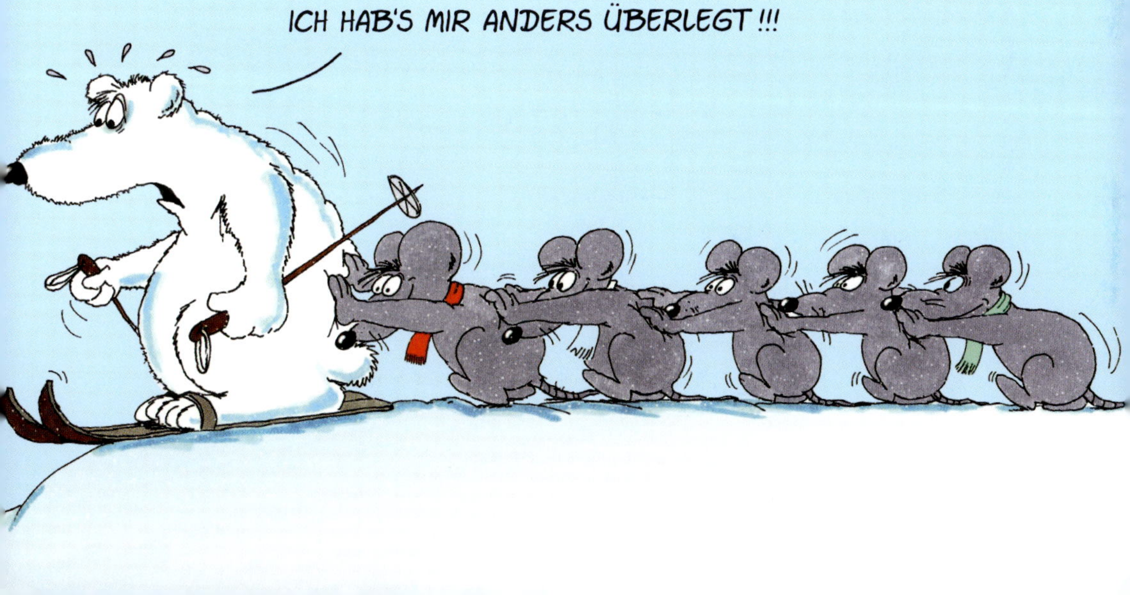

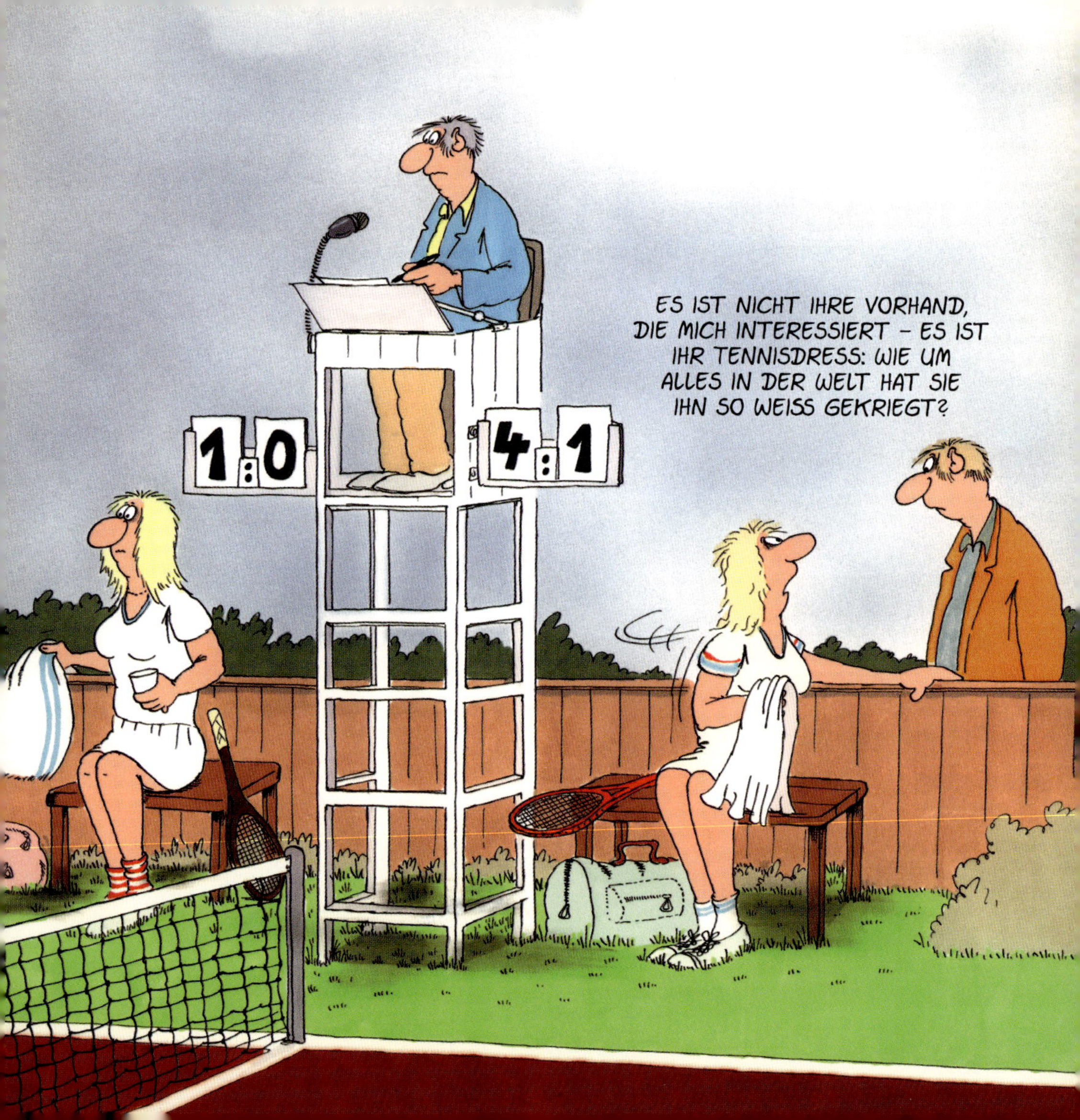
ES IST NICHT IHRE VORHAND, DIE MICH INTERESSIERT – ES IST IHR TENNISDRESS: WIE UM ALLES IN DER WELT HAT SIE IHN SO WEISS GEKRIEGT?
1:0
4:1

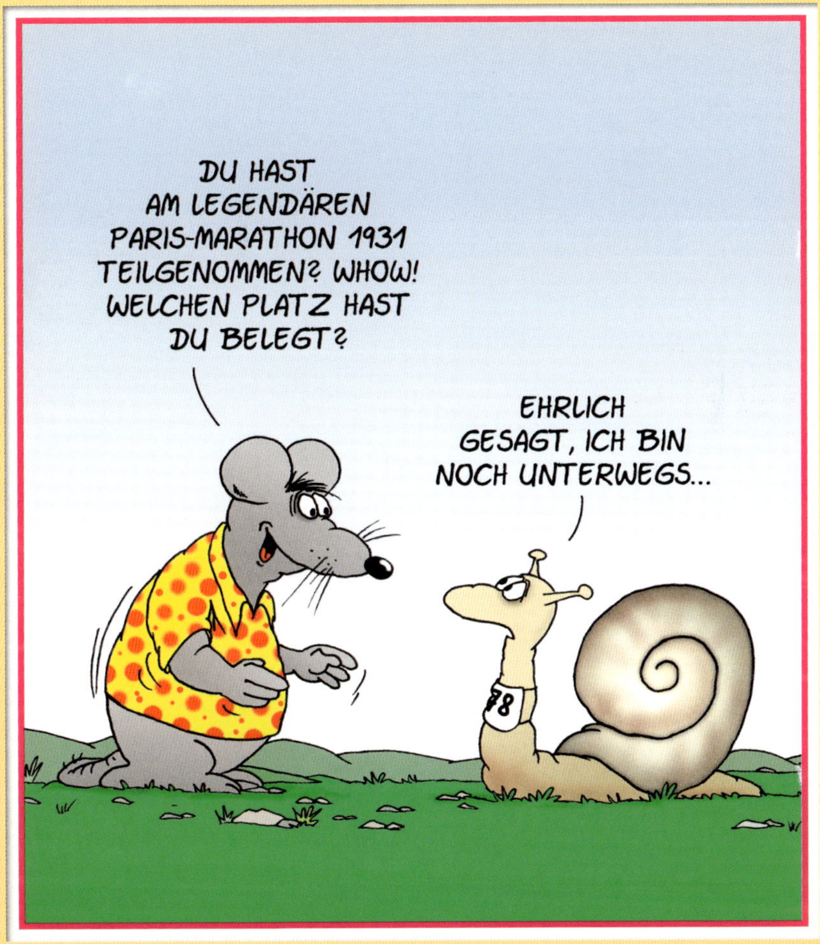
DU HAST AM LEGENDÄREN PARIS-MARATHON 1931 TEILGENOMMEN? WHOW! WELCHEN PLATZ HAST DU BELEGT?
EHRLICH GESAGT, ICH BIN NOCH UNTERWEGS...
78

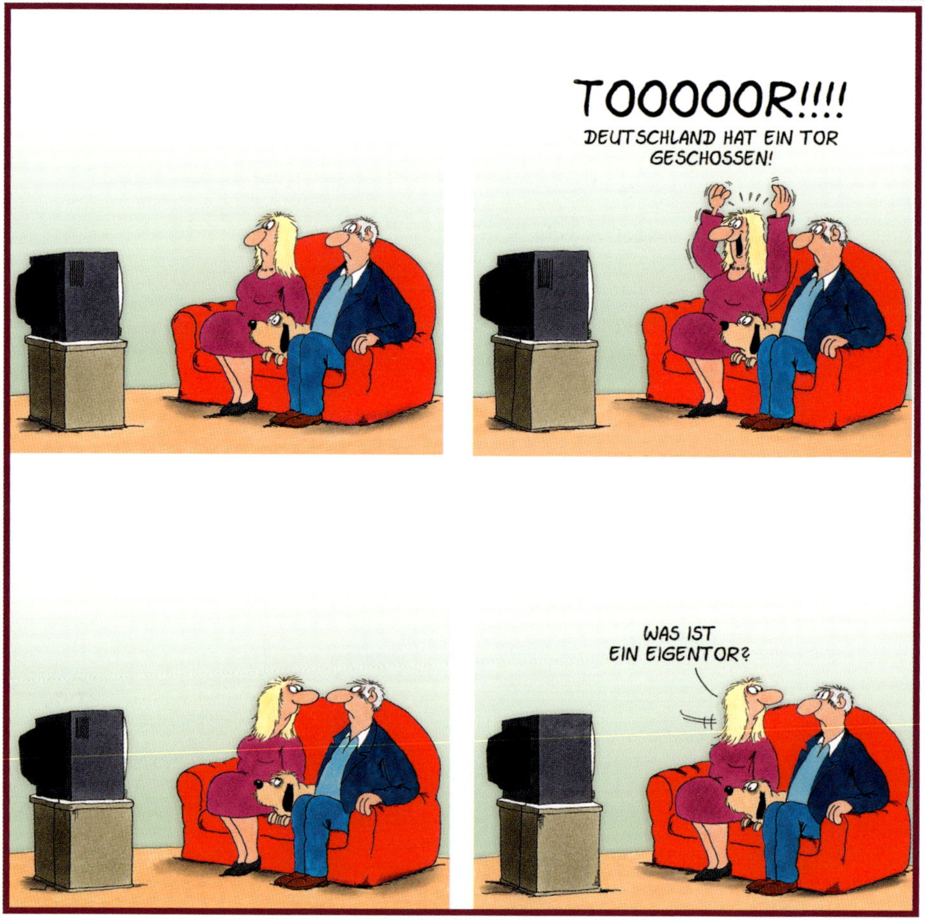
TOOOOOR!!!!
DEUTSCHLAND HAT EIN TOR GESCHOSSEN!
WAS IST EIN EIGENTOR?

LETZTE MELDUNG:

Die Internationalen Tennismeisterschaften von Paris werden im nächsten Jahr von einem französischen Käsehersteller gesponsert und werden als „Grand-Brie-Turnier“ ausgeschrieben.

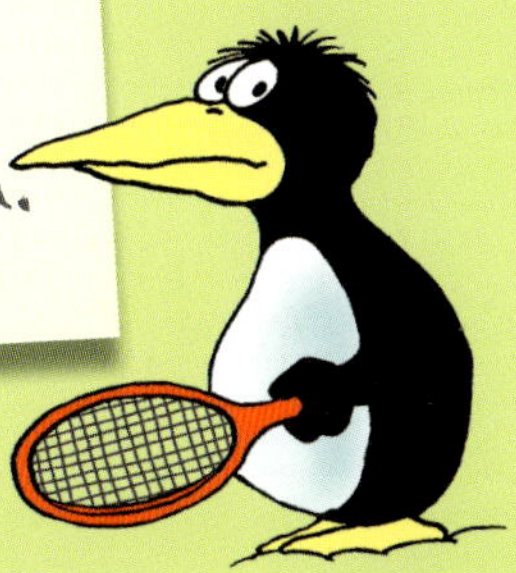

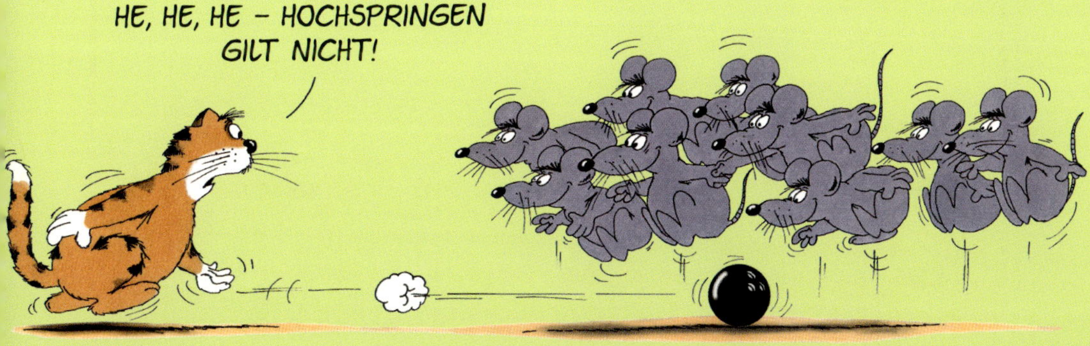

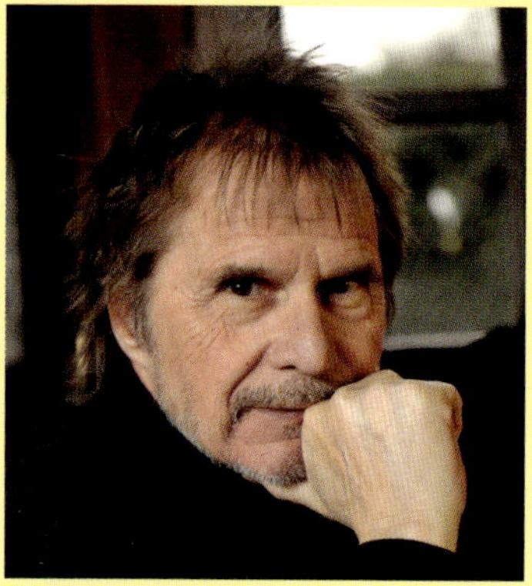

Uli Stein, 1946 geboren, ist der erfolgreichste und bekannteste Cartoonist Deutschlands. Nach dem Abi studierte er Pädagogik, entschied sich aber kurz vor dem Staatsexamen gegen eine Beamtenlaufbahn und begann zu fotografieren und zu schreiben.
Seine Nonsens- und Satirentexte bescherten ihm eine eigene Sendung beim Saarländischen Rundfunk, bevor er eher nebenbei entdeckte, dass er die Pointen seiner komischen Einfälle mit dem Zeichenstift schneller auf den Punkt bringen konnte als mit vielen Worten. So entstanden seine ersten Cartoons, deren Figuren im Laufe der Jahre zu den unverwechselbaren Charakteren wurden, die heute Millionen Menschen kennen und lieben. Seine Cartoons erschienen zuerst in Zeitungen und Zeitschriften, danach in Büchern und auf zahlreichen Produkten. Allein im deutschsprachigen Raum sind mehr als elf Millionen Cartoonbücher von Uli Stein verkauft worden. Viele der Bücher, die nicht selten in den Bestsellerlisten zu finden sind, sind in andere Sprachen bis hin nach China und Korea übersetzt worden. Uli Stein lebt und arbeitet in der Nähe von Hannover.

MIX
Papier aus verantwortungsvollen Quellen
FSC® C002795
www.fsc.org

4. Auflage 2016

ISBN 978-3-8303-4272-4

Umschlag- und Innenillustrationen: Uli Stein
Herstellung und Gestaltung: Ulrike Boekhoff
Printed in Latvia

Postfach 101969 · 30840 Langenhagen · Fax 05 11 / 7 26 16-47
www.catprint.de
Uli Stein im Internet: **www.ulistein.de**

Lappan · Bücher, die Spass bringen!

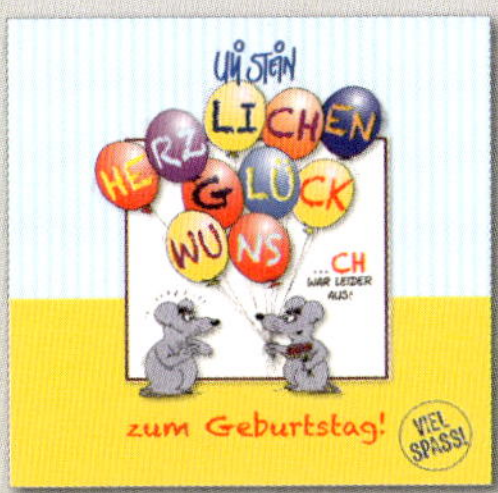

Herzl. Glückwunsch zum Geburtstag!
ISBN 978-3-8303-3325-8

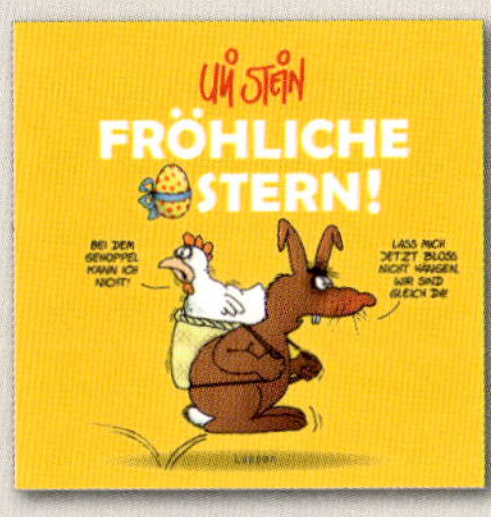

Fröhliche Ostern!
ISBN 978-3-8303-4352-2

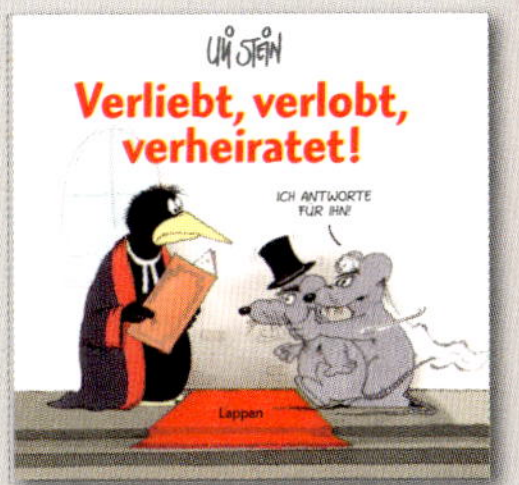

Verliebt, verlobt, verheiratet!
ISBN 978-3-8303-4181-9

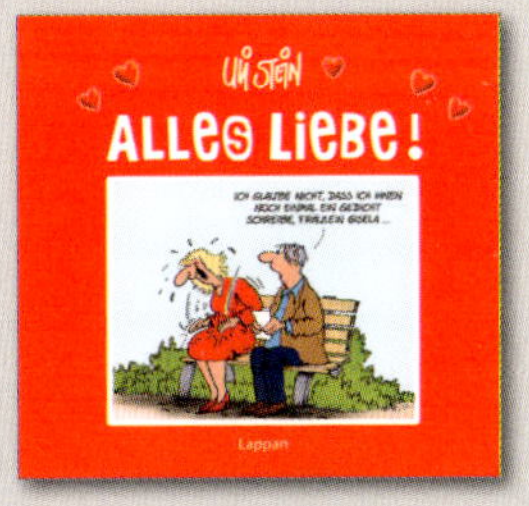

Alles Liebe!
ISBN 978-3-8303-4306-6

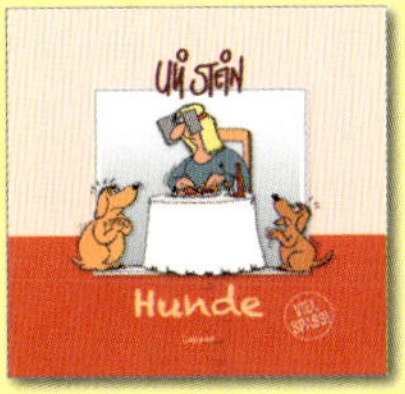

Hunde
ISBN 978-3-8303-4334-9

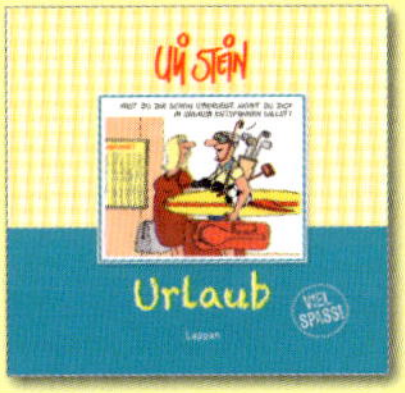

Urlaub
ISBN 978-3-8303-4269-4

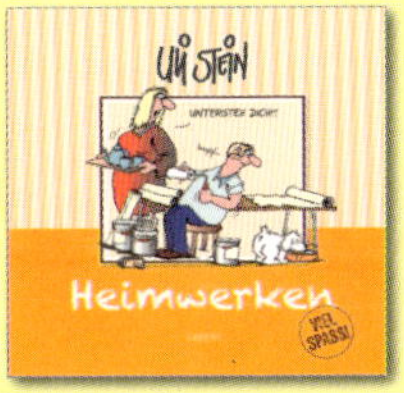

Heimwerken
ISBN 978-3-8303-4270-0

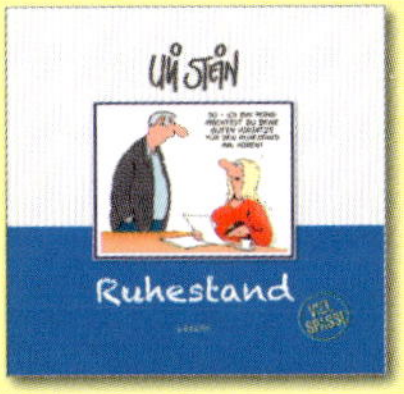

Ruhestand
ISBN 978-3-8303-4335-6

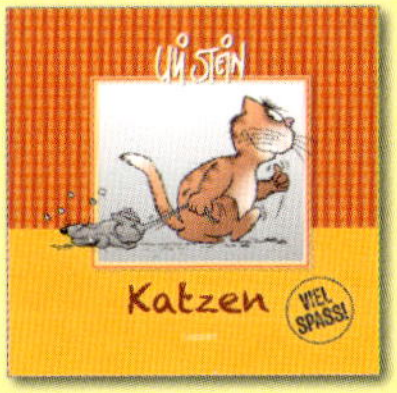

Katzen
ISBN 978-3-8303-4370-7

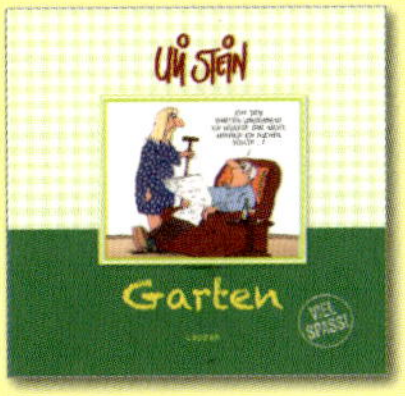

Garten
ISBN 978-3-8303-4260-1

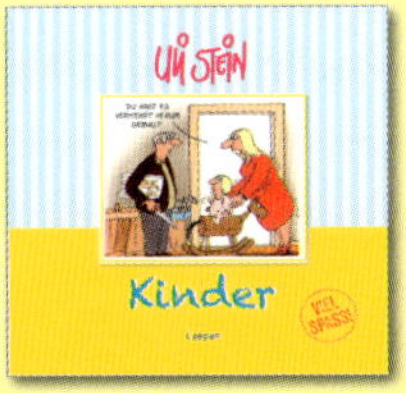

Kinder
ISBN 978-3-8303-4268-7

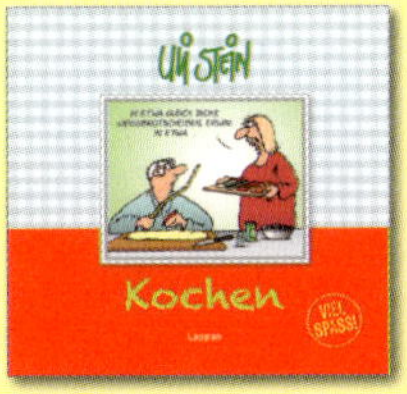

Kochen
ISBN 978-3-8303-4261-8

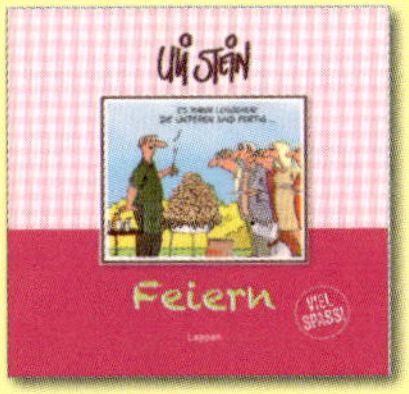

Feiern
ISBN 978-3-8303-4271-7

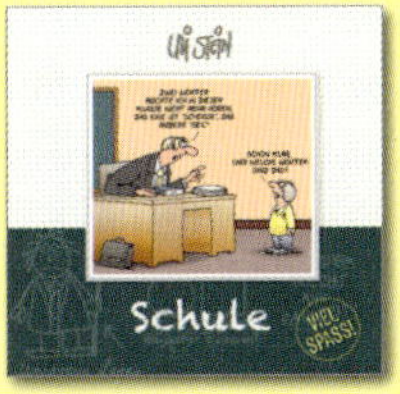

Schule
ISBN 978-3-8303-4340-0

www.lappan.de